汉竹编著·健康爱家系列

U0393518

经络穴位标准图册

刘乃刚 主编

扫二维码观看

408个穴位取穴视频

江苏凤凰科学技术出版社

全国百佳图书出版单位

·南京·

图书在版编目（CIP）数据

经络穴位标准图册 / 刘乃刚主编 . —南京 ：江苏凤凰科学技术出版社，
2021.8（2025.5重印）
（汉竹·健康爱家系列）
ISBN 978-7-5713-1746-1

Ⅰ . ①经… Ⅱ . ①刘… Ⅲ . ①经络 – 图解②穴位 – 图解 Ⅳ . ① R224.4

中国版本图书馆 CIP 数据核字（2021）第 011159 号

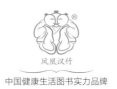

中国健康生活图书实力品牌

经络穴位标准图册

主　　　编	刘乃刚
编　　　著	汉　竹
责 任 编 辑	刘玉锋
特 邀 编 辑	张　瑜　仇　双
责 任 设 计	蒋佳佳
责 任 校 对	仲　敏
责 任 监 制	刘文洋

出 版 发 行	江苏凤凰科学技术出版社
出版社地址	南京市湖南路 1 号 A 楼，邮编 ：210009
出版社网址	http://www.pspress.cn
印　　　刷	南京互腾纸制品有限公司

开　　　本	889 mm × 1 194 mm　1/16
印　　　张	10
字　　　数	200 000
版　　　次	2021 年 8 月第 1 版
印　　　次	2025 年 5 月第 17 次印刷

标 准 书 号	ISBN 978-7-5713-1746-1
定　　　价	45.00 元（附赠 ：408 个穴位取穴视频）

图书如有印装质量问题，可向我社印务部调换。

导读

"密密麻麻的经络，斑斑点点的穴位，怎么找到？怎么找准？"

"什么情况适合按摩？按摩多长时间才有效？"

"什么情况下适合刮痧？什么情况下适合艾灸？"

……

别着急，您关心的问题，本书会给出答案。

本书不仅对人体的经络穴位定位、取穴做了详细注解，并且对穴位功效也做了介绍。穴位之间如何配伍？可以治疗哪些常见病症？采取哪种保健方法更合适？对于这些常常感到困惑的问题，本书都做了详细的解答。书中包含了许多精彩实用的内容，希望能给您以实用性的指导，为您和家人的健康保驾护航。

本书开本大，字号大，图片大，骨骼图配真人图，并在真人图上做标尺和图示，使定位取穴更加简单明了，简洁清晰的页面也给人更好的视觉享受。本书不仅是您健康的护卫者，也是您贴心的朋友。也祝愿广大读者朋友身体康健，喜来乐来！

主　编：刘乃刚

副主编：马本绪　张慧方　刘福水

编　委：饶　飞　张思德　侯　倩　贾文飞　陶　静　刘　勋
　　　　赵　婧　陈　超　徐　博　李　勇　常立冬　游安江

目录

穴位拼音索引

第一章 超简单的快速取穴法

取穴只有准确，才能进行精准治疗，也才能达到防病治病的良好效果。下面介绍几种常见易学的取穴方法，不仅方便易行，而且准确度高。以此为依据，可以助您轻松找准穴位。

体表解剖标志定位法

体表解剖标志定位法以体表解剖学的各种体表标志为依据来确定穴位，可分为固定标志和活动标志两种。

固定标志：指各部位由骨节和肌肉所形成的突起、凹陷及五官轮廓、发际、指（趾）甲、乳头、脐窝等。如两眉间取印堂，两乳头间取膻中，腓骨头（位于小腿外侧部）前下方凹陷处取阳陵泉。

活动标志：指各部位的关节、肌腱、肌肉、皮肤在活动过程中出现的空隙、凹陷、皱纹、尖端等。如屈肘时在肘横纹外侧端凹陷处取曲池，张口时在耳屏正中与下颌骨髁突之间的凹陷处取听宫。

"骨度"折量定位法

"骨度"折量定位法是指将全身各部位以骨节为主要标志规定其长短，并依其比例折算作为定穴的标准。按照此种方法，不论男女、老少、高矮、胖瘦，折量的分寸都是一样的，从而很好地解决了在不同人身上定穴的难题。

骨度折量寸表

部位	起止点	骨度（寸）	度量
头面部	前发际正中至后发际正中	12	直寸
	眉间（印堂）至前发际正中	3	直寸
	两额角发际（头维）之间	9	横寸
	耳后两乳突（完骨）之间	9	横寸

（续表）

部位	起止点	骨度（寸）	度量
胸腹胁部	胸骨上窝（天突）至剑胸结合中点（歧骨）	9	直寸
	剑胸结合中点（歧骨）至脐中（神阙）	8	直寸
	脐中（神阙）至耻骨联合上缘（曲骨）	5	直寸
	两乳头之间	8	横寸
	两肩胛骨喙突内侧缘之间	12	横寸
背腰部	肩胛骨内侧缘至后正中线	3	横寸
上肢部	腋前、腋后纹头至肘横纹（平尺骨鹰嘴）	9	直寸
	肘横纹（平尺骨鹰嘴）至腕掌（背）侧远端横纹	12	直寸
下肢部	耻骨联合上缘（曲骨）至髌底	18	直寸
	髌底至髌尖	2	直寸
	髌尖（膝中）至内踝尖	15	直寸
	胫骨内侧髁下方（阴陵泉）至内踝尖	13	直寸
	股骨大转子至腘横纹（平髌尖）	19	直寸
	臀沟至腘横纹（平髌尖）	14	直寸
	腘横纹（平髌尖）至外踝尖	16	直寸
	内踝尖至足底	3	直寸

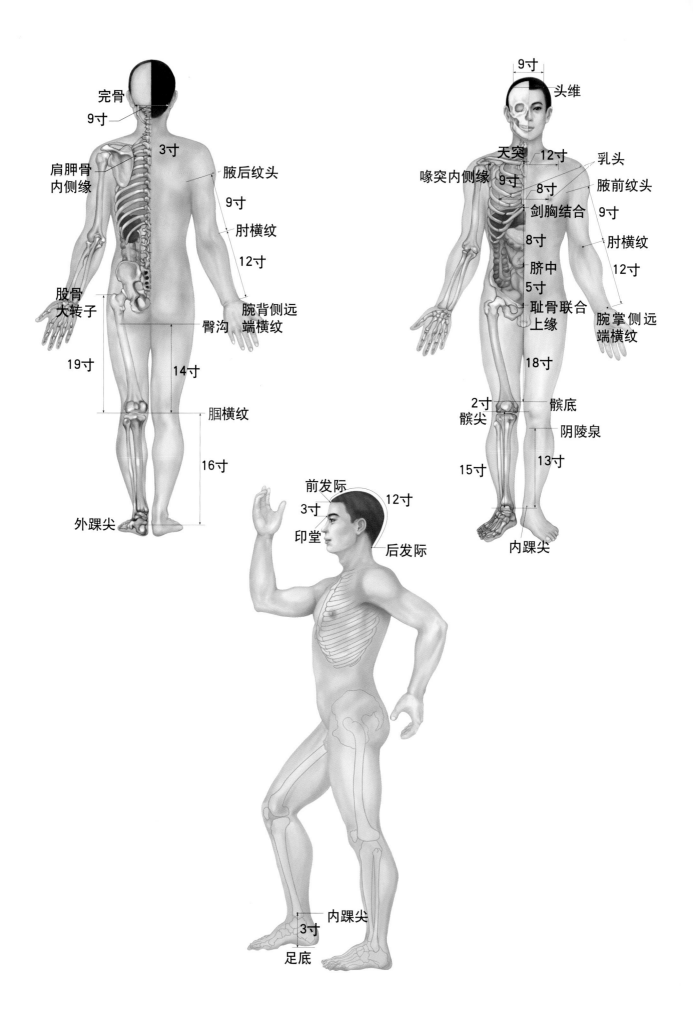

完骨
9寸
肩胛骨
内侧缘
3寸
腋后纹头
9寸
肘横纹
12寸
股骨
大转子
臀沟
腕背侧远
端横纹
19寸
14寸
腘横纹
16寸
外踝尖

9寸
头维
天突
12寸
乳头
喙突内侧缘
9寸
8寸
腋前纹头
剑胸结合
9寸
8寸
肘横纹
脐中
12寸
5寸
耻骨联合
上缘
腕掌侧远
端横纹
18寸
2寸
髌底
髌尖
阴陵泉
15寸
13寸
内踝尖

前发际
3寸
12寸
印堂
后发际
内踝尖
3寸
足底

"指寸"定位法

"指寸"定位法是一种简易的取穴方法，即依照被取穴者本人手指的长度和宽度为标准来取穴。

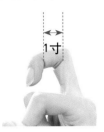

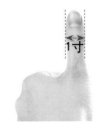

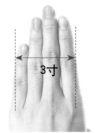

中指同身寸，以被取穴者中指屈曲时中节内侧两端纹头之间距离为1寸。此法可用于腰背部和四肢等部位。

拇指同身寸，以被取穴者大拇指指间关节处横向宽度为1寸。此法常用于四肢部位。

横指同身寸，又称一夫法，将被取穴者的食指、中指、无名指、小指并拢，以中指中节横纹处为标准，四指的宽度为3寸。

简便取穴法

简便取穴法是临床上常用的一种简便易行的取穴法，虽然不适用所有的穴位，但是操作方便，容易记忆。

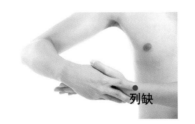

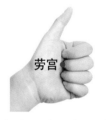

风市：直立垂手，手掌并拢伸直，中指尖处即是。

列缺：两手虎口相交，一手食指压另一手桡骨茎突上，食指尖到达处即是。

劳宫：握拳，中指指尖压在掌心的第一横纹处即是。

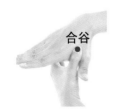

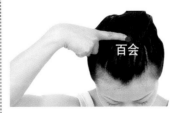

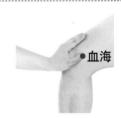

合谷：以一手拇指指间横纹对准另一手拇指、食指之间的指蹼，指尖点到处即是。

百会：两耳尖与头正中线相交处，按压有凹陷处即是。

血海：屈膝呈90°，手掌伏于膝盖上，拇指与其他四指呈45°，拇指尖处即是。

第二章 手太阴肺经经穴

　　手太阴肺经是十二经脉循行的起始经脉，经脉的循行与肺脏相连，并向下与大肠相联络。所以，肺与大肠是相表里的脏腑。肺脏在五脏六腑中位置最高，呈圆锥形，其叶下垂，很像战国时期马车的伞盖，因此有"五脏六腑之华盖"之称。

经穴歌诀

手太阴肺十一穴，

中府云门天府诀，

侠白尺泽孔最存，

列缺经渠太渊涉，

鱼际少商如韭叶，

左右二十二孔穴。

肺经上潜伏的疾病

　　肺经和肺、大肠、喉咙等器官联系密切，肺经畅通，也就保证了这些相关器官的功能正常。当肺经异常不通时，人的身体会出现以下疾病。

　　经络症：沿肺经所过部位疼痛，一般出现在锁骨上窝、上臂、前臂内侧上缘。

　　脏腑症：肺脏本身异常会出现咳嗽、气喘、气短、胸部胀痛等症状。又因肺与口鼻相通，所以也会出现鼻塞、感冒、流涕、伤风、怕冷等症状。

　　情志病：肺经经气异常易导致情绪异常。肺气虚时，会产生伤心、自卑、心理压力大等情绪；肺气过盛时，则会产生自负、狂妄等情绪。

　　皮肤病：肺经与皮肤关系密切，肺经经气异常可导致皮肤改变，如过敏性皮肤病、色斑、无光泽等。

保养肺经的最佳时间

　　肺经位于上肢内侧，平时看电视、等车等空闲时间都可以用手掌拍一拍该经所循行的位置，不过力度一定要轻。每次轻轻拍打 1~3 分钟即可。

　　《黄帝内经》中说，寅时（03：00~05：00）经脉气血循行流注至肺经，肺功能差的人经常会在此时醒来，这是气血不足的表现。保养肺经此时按摩最好，但此时正是早上睡眠的时间。因此，可在同名经，也就是足太阴脾经当令的时段（09：00~11：00），对肺经和脾经进行按摩。

保养禁忌

　　拍打该经循行部位时，不可用力过度。虽然寅时肺经正当令，但是还是尽量不要选择在寅时拍打或按摩，以免影响睡眠质量，造成精力下降。

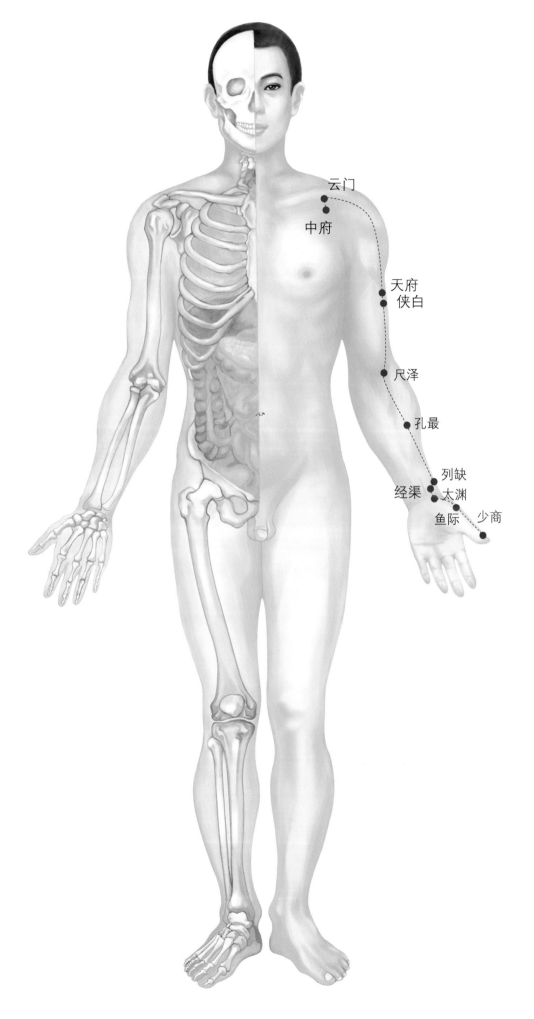

云门

中府

天府
侠白

尺泽

孔最

列缺
经渠　太渊
鱼际　少商

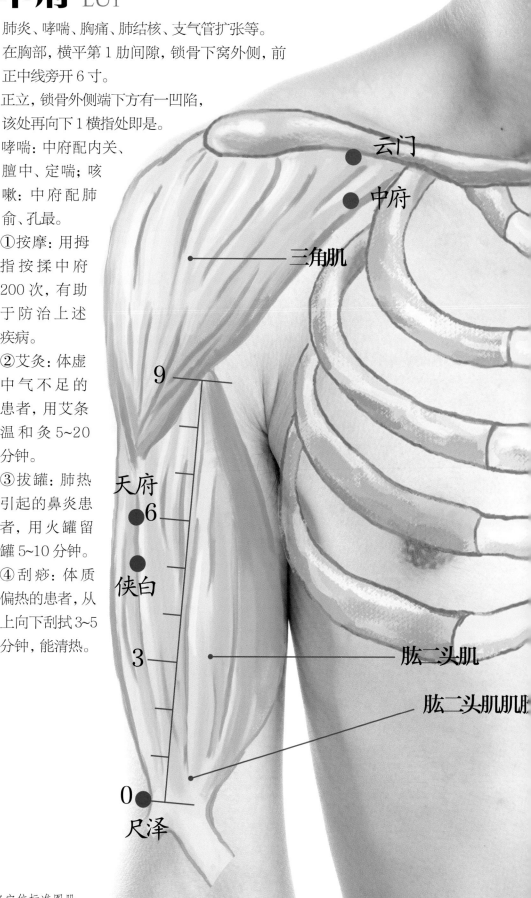

LU 肺经

LI 大肠经

ST 胃经

SP 脾经

HT 心经

SI 小肠经

BL 膀胱经

KI 肾经

PC 心包经

TE 三焦经

GB 胆经

LR 肝经

GV 督脉穴

CV 任脉穴

EX
经外奇穴

中府 LU1

【主　　治】肺炎、哮喘、胸痛、肺结核、支气管扩张等。

【精准定位】在胸部，横平第1肋间隙，锁骨下窝外侧，前
　　　　　　正中线旁开6寸。

【快速取穴】正立，锁骨外侧端下方有一凹陷，
　　　　　　该处再向下1横指处即是。

【配　　伍】哮喘：中府配内关、
膻中、定喘；咳
嗽：中府配肺
俞、孔最。

【一穴多用】①按摩：用拇
指按揉中府
200次，有助
于防治上述
疾病。
②艾灸：体虚
中气不足的
患者，用艾条
温和灸5~20
分钟。
③拔罐：肺热
引起的鼻炎患
者，用火罐留
罐5~10分钟。
④刮痧：体质
偏热的患者，从
上向下刮拭3~5
分钟，能清热。

云门 LU2

【主　　治】咳嗽、气喘、胸痛、肩痛、肩关节内侧痛等。

【精准定位】在胸部，锁骨下窝凹陷中，肩胛骨喙突内缘，前正中线旁开6寸。

【快速取穴】正立，挺胸，锁骨外侧端下方的三角形凹陷处即是。

【配　　伍】哮喘：云门配内关、膻中、定喘；咳嗽：云门配肺俞、孔最。

【一穴多用】①按摩：用拇指或中指按揉云门200次，有助于防治肺部疾患。②艾灸：肺气不足，或寒饮伏肺的患者，用艾条温和灸5~20分钟。③拔罐：胸痛、胸中烦闷患者，用火罐留罐5~10分钟。④刮痧：有热证表现者或呃逆患者，从上向下刮拭3~5分钟，以出痧为度。

天府 LU3

【主　　治】咳嗽、气喘、鼻塞、上臂内侧疼痛等。

【精准定位】在臂前区，腋前纹头下3寸，肱二头肌桡侧缘处。

【快速取穴】臂向前平举，俯头，鼻尖接触上臂内侧处即是。

【配　　伍】肩背部疼痛或肩周炎：天府配天宗、肩髃。

【一穴多用】①按摩：用拇指或中指按揉天府200次，有助于防治肺部疾患。②艾灸：因受风着凉引起上臂疼痛的患者，用艾条温和灸5~20分钟。③拔罐：上臂疼痛或肩周炎患者，用火罐留罐5~10分钟。④刮痧：经常鼻出血患者，从上向下刮拭3~5分钟，以出痧为度。

侠白 LU4

【主　　治】咳嗽、气喘、干呕、肋间神经痛等。

【精准定位】在臂前区，腋前纹头下4寸，肱二头肌桡侧缘处。

【快速取穴】先找到天府(LU3)，向下1横指处即是。

【配　　伍】咳喘：侠白配肺俞、尺泽、孔最、丰隆。

【一穴多用】①按摩：用拇指或中指按揉侠白200次，有助于预防上述疾病。②艾灸：肺气不足咳喘的患者，用艾条温和灸5~20分钟。③刺血：用三棱针在侠白点刺放血1~2毫升，有助于治疗花斑癣。④刮痧：肺部有热的患者，从上向下刮拭3~5分钟，能清肺热。

尺泽 LU5

【主　　治】气管炎、咳嗽、咯血、咽喉肿痛、过敏、湿疹、肘臂痉挛疼痛、膝关节疼痛等。

【精准定位】在肘区，肘横纹上，肱二头肌腱桡侧缘凹陷中。

【快速取穴】先找到肱二头肌肌腱，在其桡侧的肘横纹中取穴。

【配　　伍】肘痛不举：尺泽配曲池、合谷。

【一穴多用】①按摩：用拇指按揉或弹拨尺泽，有助于防治上述疾病。②艾灸：肘痛、上肢痹痛，用艾条温和灸5~20分钟。③刺血：咽喉肿痛、咳喘，可在尺泽用三棱针点刺放血1~2毫升。④刮痧：从上向下刮拭3~5分钟，有助于治疗咳喘、胸满、心烦、呕吐及小儿惊风。

LU 肺经

LI 大肠经

ST 胃经

SP 脾经

HT 心经

SI 小肠经

BL 膀胱经

KI 肾经

PC 心包经

TE 三焦经

GB 胆经

LR 肝经

GV 督脉穴

CV 任脉穴

EX
经外奇穴

孔最 LU6

【主　　治】咯血、鼻出血、咽痛、肘臂痛等。

【精准定位】在前臂前区，腕掌侧远端横纹上7寸，尺泽(LU5)与太渊(LU9)连线上。

【快速取穴】手臂前伸，于腕掌侧远端横纹处定太渊(LU9)，太渊上7寸即是。

【配　　伍】咽喉肿痛：孔最配少商。

【一穴多用】①按摩：用拇指按揉或弹拨孔最，有助于防治肺部疾病。②艾灸：前臂冷痛，用艾条温和灸5~20分钟。③拔罐：前臂酸痛、头痛，用火罐留罐5~10分钟。④刮痧：发热无汗、咽痛、头痛的患者，从上向下刮拭3~5分钟。

列缺 LU7

【主　　治】咳嗽、气喘、少气不足以息、偏正头痛、颈项僵硬、咽喉痛等。

【精准定位】在前臂，腕掌侧远端横纹上1.5寸，拇短伸肌腱与拇长展肌腱之间，拇长展肌腱沟的凹陷中。

【快速取穴】两手虎口相交，一手食指压另一手桡骨茎突上，食指尖到达处即是。

【配　　伍】咽喉疼痛：列缺配照海。

【一穴多用】①按摩：用拇指按揉或弹拨列缺，能清泻肺热。②艾灸：桡骨茎突腱鞘炎，用艾条温和灸5~20分钟。③刮痧：从上向下刮拭3~5分钟，可缓解头痛、颈痛、咽痛、掌心热、小便热、阴茎痛等。

经渠 LU8

【主　　治】咳嗽、气喘、咽喉肿痛、胸部胀满、胸背痛、掌中热、无脉症等。

【精准定位】在前臂前区，腕掌侧远端横纹上1寸，桡骨茎突与桡动脉之间。

【快速取穴】伸手，掌心向内，用一手给另一手把脉，中指指端所在位置即是。

【配　　伍】肝火犯肺咳嗽：经渠配丘墟。

【一穴多用】①按摩：用拇指按揉或弹拨经渠，有助于防治肺部疾患。②艾灸：前臂冷痛，用艾条温和灸5~20分钟。③刺血：咽喉肿痛、发热无汗，可在经渠用三棱针点刺放血1~2毫升。④刮痧：从上向下刮拭3~5分钟，可用于治疗咳喘、胸闷、呕吐、疟疾等。

太渊 LU9

【主　　治】无脉症、脉管炎、咳嗽、肺炎、心动过速、腕关节及周围软组织疾患、膈肌痉挛等。

【精准定位】在腕前区，桡骨茎突与舟状骨之间，拇长展肌腱尺侧凹陷中。

【快速取穴】掌心向内，腕横纹外侧摸到桡动脉，其外侧即是。

【配　　伍】肺虚咳嗽：太渊配尺泽、太溪。

【一穴多用】①按摩：用拇指按压太渊片刻，然后松开，反复5~10次，有助于治疗手掌冷痛麻木。②艾灸：用艾条温和灸5~20分钟，有助于治疗咯血、胸满、乳房刺痛。③刮痧：从下向上刮拭3~5分钟，有助于治疗便血、咯血、目赤、发热等。

鱼际 LU10

【主　　治】咽喉肿痛等。

【精准定位】在手外侧，第1掌骨桡侧中点赤白肉际处。

【快速取穴】手掌大鱼际隆起处外侧第1掌骨中点赤白肉际处即是。

【配　　伍】咽喉肿痛：鱼际配少商。

【一穴多用】①按摩：用拇指指尖用力掐揉鱼际，有助于治疗咳嗽、身热、咽痛。②艾灸：用艾条温和灸5~20分钟，可缓解牙痛。③刮痧：从手掌向手指刮拭3~5分钟，有助于治疗咳嗽、咯血、咽痛、身热、眩晕等。

少商 LU11

【主　　治】咽喉肿痛、小儿惊风、热病、中暑呕吐等。

【精准定位】在手指，拇指末节桡侧，指甲根角侧上方0.1寸(指寸)。

【快速取穴】将拇指伸直，沿拇指指甲桡侧缘和下缘各作一切线，两线交点处即是。

【配　　伍】昏迷、发热：少商配中冲。

【一穴多用】①按摩：用拇指指尖用力掐揉少商，有助于治疗中暑、小儿惊风。②艾灸：神志恍惚，言语错乱者，用艾炷直接灸少商。③刺血：咽喉肿痛，咳嗽气喘，中暑，惊风或热病明显者，可在少商用三棱针点刺放血1~2毫升。④刮痧：从手指近端向远端刮拭3~5分钟，有助于治疗咳嗽、咯血、咽痛、身热等。

尺泽
12
10
8
孔最
6
4
列缺
经渠
2
太渊
0
桡动脉
鱼际
少商

第三章 手阳明大肠经经穴

手阳明大肠经在食指与手太阴肺经衔接，联系的脏腑器官有口、下齿、鼻，属大肠，络肺，在鼻旁与足阳明胃经相接。大肠经对淋巴系统有自然保护功能，经常刺激可增强人体免疫力，因此它可说是人体淋巴系统的保护神。

经穴歌诀
二十大肠起商阳，
二间三间合谷藏，
阳溪偏历温溜济，
下廉上廉三里长，
曲池肘髎五里近，
臂臑肩髃巨骨当，
天鼎扶突禾髎接，
鼻旁五分迎香列。

大肠经上潜伏的疾病

大肠经发生病变时，主要表现为以下疾病。

经络症：大肠经不畅会导致食指、手背、上肢、后肩等经络循行部位产生疼痛和酸、胀、麻等不舒服的感觉。

脏腑症：肠鸣腹痛、便秘、泄泻、脱肛等。大肠气绝则泄泻无度，大便失禁。

五官病：眼睛发黄、口发干、眼睛干涩、流涕或鼻出血、牙龈肿痛或者咽喉肿痛等一系列症状。

亢进热证时症状：便秘、腹胀痛、头痛、肩与前臂部疼痛、体热、口干。

衰弱寒证时症状：便溏、腹泻、腹痛、晕眩、上肢无力、手足怕冷。

保养大肠经的最佳时间

大肠经位于上肢外侧，是多气多血之经，阳气最盛，平日可用刮痧、敲打等方法对其进行刺激，可以清除体内的热毒，清洁血液通道，预防青春痘、暗疮等皮肤病。可以沿着大肠经的循行路线进行拍打，每天拍打1次，每次以12分钟为宜，不妨双手交替进行。

卯时（05：00~07：00），大肠经最旺，大肠蠕动排出毒物渣滓。肺与大肠相表里。肺将充足的新鲜血液布满全身，促使大肠进入兴奋状态，完成吸收食物中的水分和营养、排出渣滓的过程。清晨起床后最好养成排便的习惯。起床后宜先喝杯温开水，然后去卫生间把前一天积攒下来的废物排出体外。晨起一杯温水，可稀释血液，防止血栓形成。

保养禁忌

孕妇按摩应在医生指导下进行，特别是孕妇不适宜按摩合谷，也不适合针灸，特别是怀孕后期，对孩子不利。有文献记载，孕妇针刺合谷可能导致流产。

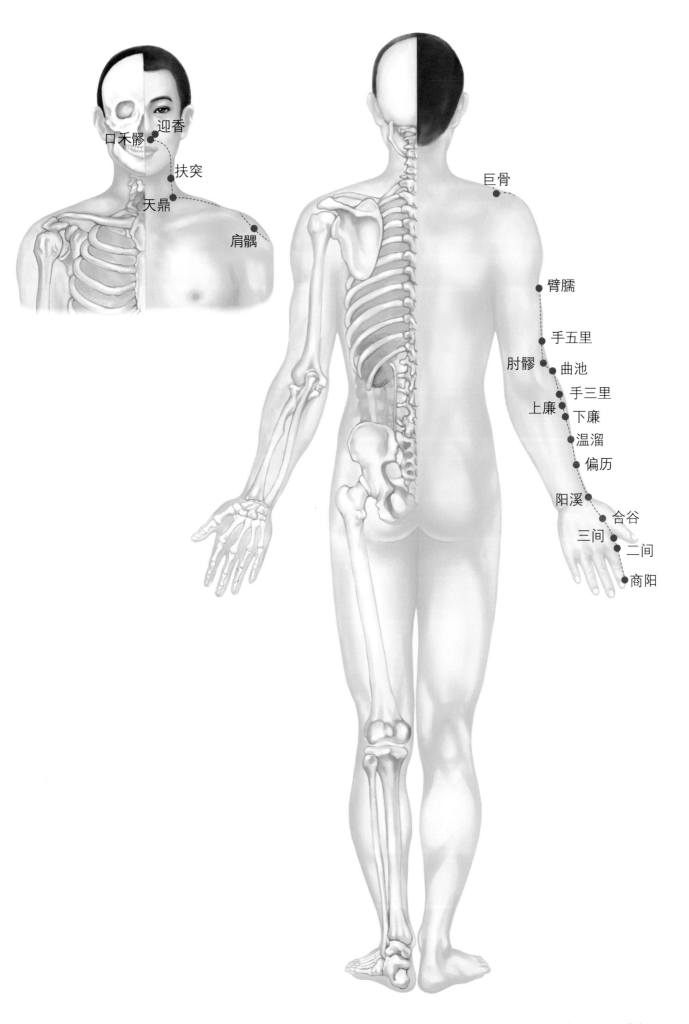

口禾髎
迎香
扶突
天鼎
肩髃
巨骨
臂臑
手五里
肘髎
曲池
手三里
上廉
下廉
温溜
偏历
阳溪
合谷
三间
二间
商阳

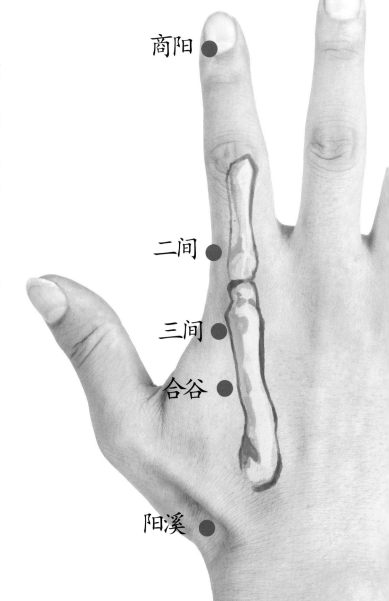

LU 肺经

LI 大肠经

ST 胃经

SP 脾经

HT 心经

SI 小肠经

BL 膀胱经

KI 肾经

PC 心包经

TE 三焦经

GB 胆经

LR 肝经

GV 督脉穴

CV 任脉穴

EX
经外奇穴

商阳 LI1

【主　　治】咽喉肿痛、昏厥、热病汗不出等。

【精准定位】在手指，食指末节桡侧，指甲根角侧上方 0.1 寸（指寸）。

【快速取穴】食指末节指甲根角，靠拇指侧的位置即是。

【配　　伍】中暑：商阳配少商、中冲。

【一穴多用】①按摩：用拇指指尖用力掐揉商阳，有助于缓解咽喉肿痛、中暑。
　　　　　　②艾灸：用艾条温和灸 5~20 分钟，有助于缓解下牙痛、耳鸣、耳聋等。

二间 LI2

【主　　治】咽喉肿痛等。

【精准定位】在手指，第 2 掌指关节桡侧远端赤白肉际处。

【快速取穴】握拳，第 2 掌指关节前缘，靠拇指侧，触之有凹陷处即是。

【配　　伍】湿疹：二间配内庭。

【一穴多用】①按摩：用拇指按揉二间 200 次，有助于防治咽喉及眼部疾病。
　　　　　　②艾灸：用艾条温和灸 5~20 分钟，有助于缓解咽喉肿痛、湿疹。

三间 LI3

【主　　治】咽喉肿痛、身热胸闷等。

【精准定位】在手背，第 2 掌指关节桡侧近端凹陷中。

【快速取穴】微握拳，第 2 掌指关节后缘，触之有凹陷处即是。

【配　　伍】目视不清：三间配攒竹。

【一穴多用】①按摩：用拇指按揉三间 200 次，有助于防治咽喉及眼部疾病。
　　　　　　②艾灸：用艾条温和灸 5~20 分钟，有助于缓解腹痛腹泻。

商阳

二间

三间

合谷

阳溪

合谷 LI4

【主　治】热病无汗、头痛目眩、鼻塞、鼻渊、耳聋、耳鸣、目赤肿痛、牙痛、龋肿、咽喉肿痛、口疮、
　　　　　口眼㖞斜、腹痛、便秘等。

【精准定位】在手背，第2掌骨桡侧的中点处。

【快速取穴】右手拇指、食指张开呈90°，左手拇指指间关节横纹压在右手虎口上，指尖点到处即是。

【配　伍】头痛：合谷配太阳。

【一穴多用】①按摩：用拇指指尖用力掐揉合谷200次，有助于缓解急性腹痛、头痛。
　　　　　　②艾灸：用艾条温和灸5~20分钟，有助于缓解腹痛、腹泻。

阳溪 LI5

【主　治】目赤肿痛、热病心烦等。

【精准定位】在腕区，腕背侧远端横纹桡侧，桡骨茎突远端，解剖学"鼻烟窝"凹陷中。

【快速取穴】手掌侧放，拇指伸直向上翘起，腕背桡侧有一凹陷处即是。

【配　伍】头痛：阳溪配合谷。

【一穴多用】按摩：用拇指按揉阳溪200次，有助于防治咽部及口腔疾病。

偏历 LI6

【主　治】耳聋、耳鸣、鼻出血、肠鸣腹痛等。

【精准定位】在前臂，腕背侧远端横纹上3寸，阳溪（LI5）与曲池（LI11）连线上。

【快速取穴】两手虎口垂直交叉，中指指端落于前臂背面处的凹陷处即是。

【配　伍】神经衰弱：偏历配太渊、侠白。

【一穴多用】按摩：用拇指按揉偏历200次，有助于防治耳鸣、耳聋、牙痛、腹痛、前臂痛等疾病。

温溜 LI7

【主　治】寒热头痛、面赤面肿、口舌痛等。

【精准定位】在前臂，腕背侧远端横纹上5寸，阳溪（LI5）与曲池（LI11）连线上。

【快速取穴】先确定阳溪（LI5）的位置，向上7横指处即是。

【配　伍】鼻血：温溜配合谷。

【一穴多用】按摩：用拇指按揉温溜200次，有助于防治鼻出血、牙痛、腹痛、前臂痛等疾病。

下廉 LI8

【主　治】腹痛、腹胀、上肢不遂、手肘肩无力等。

【精准定位】在前臂，肘横纹下4寸，阳溪（LI5）与曲池（LI11）连线上。

【快速取穴】先找到上廉（LI9），向下1寸即是。

【配　伍】腹痛：下廉配上廉、足三里。

【一穴多用】按摩：用拇指按揉下廉200次，有助于防治腹痛腹胀、前臂痛等疾病。

LU 肺经

LI 大肠经

ST 胃经

SP 脾经

HT 心经

SI 小肠经

BL 膀胱经

KI 肾经

PC 心包经

TE 三焦经

GB 胆经

LR 肝经

GV 督脉穴

CV 任脉穴

EX
经外奇穴

上廉 LI9

【主　　治】腹痛、腹胀、吐泻、肠鸣、上肢肿痛、上肢不遂等。

【精准定位】在前臂，肘横纹下3寸，阳溪（LI5）与曲池（LI11）线上。

【快速取穴】先找到曲池（LI11）、阳溪（LI5），两者连线，曲池（LI11）向下4横指处即是。

【配　　伍】腹胀、腹痛：上廉配下廉、足三里。

【一穴多用】①按摩：用拇指按揉或弹拨上廉，有助于缓解上肢痹痛、腹痛。②艾灸：用艾条温和灸5~20分钟，有助于缓解肠鸣泄泻，肩臂酸痛、麻木等。

手三里 LI10

【主　　治】腹痛、手臂肿痛、上肢不遂等。

【精准定位】在前臂，肘横纹下2寸，阳溪（LI5）与曲池（LI11）连线上。

【快速取穴】先找到曲池（LI11）、阳溪（LI5），两者连线，曲池（LI11）向下3横指处即是。

【配　　伍】腹泻：手三里配三阴交、足三里。

【一穴多用】①按摩：用拇指按揉或弹拨手三里，有助于缓解上肢痹痛、腹痛泄泻、目痛。②艾灸：用艾条温和灸5~20分钟，有助于缓解肠鸣泄泻、目痛、头痛、牙痛等。③拔罐：用火罐留罐5~10分钟，有助于缓解肩臂酸痛等。

曲池 LI11

【主　　治】咽喉肿痛、咳嗽、腹痛、吐泻、痢疾、头痛、手臂肿痛、上肢不遂、手肘肩无力等。

【精准定位】在肘区，尺泽（LU5）与肱骨外上髁连线的中点处。

【快速取穴】先找到尺泽（LU5）和肱骨外上髁，其连线中点处即是。

【配　　伍】上肢痿痹：曲池配肩髃、外关。

【一穴多用】按摩：用拇指按揉或弹拨曲池，有助于防治肩臂肘疼痛。

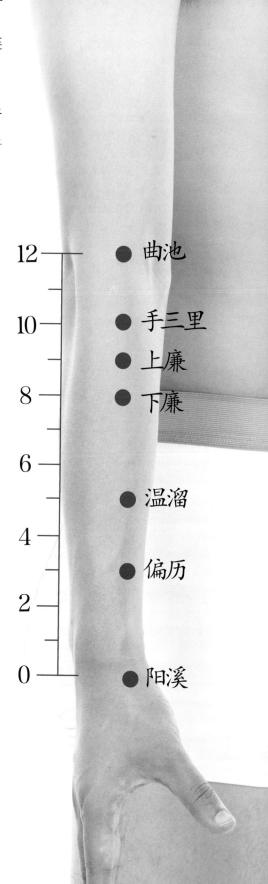

曲池 · 手三里 · 上廉 · 下廉 · 温溜 · 偏历 · 阳溪

12　10　8　6　4　2　0

肘髎 LI12

【主　治】肩臂肘疼痛、上肢麻木、拘挛等。

【精准定位】在肘区，肱骨外上髁上缘，髁上嵴的前缘。

【快速取穴】先找到曲池（LI11），向上1拇指同身寸处即是。

【配　伍】网球肘：肘髎配手三里。

【一穴多用】①按摩：用拇指按揉或弹拨肘髎，能防治肩臂肘疼痛麻木。②艾灸：用艾条温和灸5~20分钟，有助于缓解肘痛、上肢痹痛。③刮痧：从上向下刮拭3~5分钟，有助于缓解上肢不举、麻木等。

手五里 LI13

【主　治】手臂肿痛、上肢不遂、疟疾、瘰疬。

【精准定位】在臂部，肘横纹上3寸，曲池（LI11）与肩髃（LI15）连线上。

【快速取穴】手臂外侧，曲池（LI11）上4横指处即是。

【配　伍】上肢不遂：手五里配曲池。

【一穴多用】①按摩：用拇指按揉或弹拨手五里，有助于防治肩臂肘疼痛。②艾灸：用艾条温和灸5~20分钟，有助于缓解肘痛、上肢痹痛、咳嗽、咯血、乏力等。③刺血：发热、身黄、嗜睡、瘰疬等，可在手五里用三棱针点刺放血1~2毫升。④刮痧：从上向下刮拭3~5分钟，有助于缓解上肢不举、麻木等。

臂臑 LI14

【主　治】瘰疬、手臂肿痛、上肢不遂、肩周炎。

【精准定位】在臂部，曲池（LI11）上7寸，三角肌前缘处。

【快速取穴】屈肘，紧握拳，在三角肌下端偏内侧取穴。

【配　伍】眼部疾病：臂臑配风池、睛明。

【一穴多用】①按摩：用拇指按揉臂臑，有助于防治肩臂疼痛。②艾灸：用艾条温和灸5~20分钟，有助于缓解肩臂痹痛、目痛、瘰疬等。

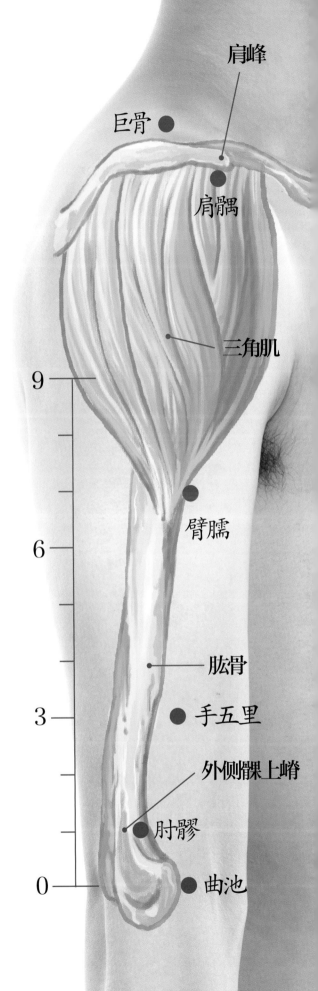

LU 肺经

LI 大肠经

ST 胃经

SP 脾经

HT 心经

SI 小肠经

BL 膀胱经

KI 肾经

PC 心包经

TE 三焦经

GB 胆经

LR 肝经

GV 督脉穴

CV 任脉穴

EX 经外奇穴

肩髃 LI15

【主　　治】肩臂痛、手臂挛急、肩痛、上肢不遂等。

【精准定位】在三角肌区，肩峰外侧缘前端与肱骨大结节两骨间凹陷中。

【快速取穴】正坐，屈肘抬臂与肩同高，肩前呈现的凹陷处即是。

【配　　伍】肩颈部肌肉酸痛：肩髃配肩井。

【一穴多用】①按摩：用拇指按揉肩髃，有助于防治肩臂疼痛。②艾灸：用艾条温和灸 5~20 分钟，有助于缓解肩臂痹痛、上肢不遂等疾病。③拔罐：用火罐留罐 5~10 分钟，有助于缓解风热瘾疹、瘰疬、肩臂疼痛。④刮痧：从上向下刮拭 3~5 分钟，有助于缓解风热瘾疹。

巨骨 LI16

【主　　治】肩臂痛、手臂挛急、半身不遂等。

【精准定位】在肩胛区，锁骨肩峰端与肩胛冈之间凹陷中。

【快速取穴】沿着锁骨向外摸至肩峰端，再找背部肩胛冈，两者之间凹陷处。

【配　　伍】肩痛：巨骨配肩髃。

【一穴多用】①按摩：用拇指按揉巨骨，有助于防治肩臂疼痛。②艾灸：用艾条温和灸 5~20 分钟，有助于缓解肩周炎等疾病。③拔罐：用火罐留罐 5~10 分钟，有助于缓解瘰疬、肩臂疼痛。④刮痧：从上向下刮拭 3~5 分钟，有助于缓解瘿瘤、瘰疬、惊痫。

天鼎 LI17

【主　　治】咳嗽、气喘、咽喉肿痛、瘰疬、瘿瘤、梅核气等。

【精准定位】在颈部，横平环状软骨，胸锁乳突肌后缘。

【快速取穴】先找到扶突（LI18），再找到锁骨上窝中央，两者连线中点处即是。

【配　　伍】咽喉肿痛：天鼎配少商。

【一穴多用】①按摩：用拇指按揉天鼎，有助于防治肩臂疼痛、颈痛。②艾灸：用艾条温和灸 5~20 分钟，有助于缓解肩周炎、颈痛等疾病。③拔罐：用火罐留罐 5~10 分钟，有助于缓解瘰疬、咽喉肿痛。④刮痧：从上向下刮拭 3~5 分钟，有助于缓解咽痛、喉痹、瘿气（甲状腺功能亢进）。

扶突 LI18

【主　　治】咳嗽、气喘、咽喉肿痛、瘰疬、瘿瘤、梅核气、呃逆等。

【精准定位】在胸锁乳突肌区，横平喉结，胸锁乳突肌的前、后缘中间。

【快速取穴】头微侧，手指置于平喉结的胸锁乳突肌肌腹中点，按压有酸胀感处即是。

【配　　伍】瘿气（甲状腺功能亢进）：扶突配合谷。

【一穴多用】①按摩：用拇指按揉扶突，有助于防治落枕、咳嗽。②艾灸：用艾条温和灸 5~20 分钟，有助于缓解颈部疾病。③刮痧：从上向下刮拭 3~5 分钟，有助于缓解颈痛、咽痛、喉痹、瘿气、呃逆。

口禾髎 LI19

【主　　治】鼻塞流涕、鼻出血、口歪等。

【精准定位】在面部，横平人中沟上 1/3 与下 2/3 交点，鼻孔外缘直下。

【快速取穴】鼻孔外缘直下，平鼻唇沟上 1/3 处即是。

【配　　伍】鼻塞：口禾髎配地仓、颊车。

【一穴多用】①按摩：用拇指或中指按揉口禾髎 200 次，有助于防治鼻部疾患。②艾灸：用艾条温和灸 5~20 分钟，有助于缓解口眼歪斜。

迎香 LI20

【主　　治】鼻塞不闻香臭、鼻出血、鼻渊、胆道蛔虫等。

【精准定位】在面部，鼻翼外缘中点旁，鼻唇沟中。

【快速取穴】于鼻翼外缘中点的鼻唇沟中取穴。

【配　　伍】面神经麻痹：迎香配地仓。

【一穴多用】按摩：用拇指或中指按揉迎香，或向鼻根部搓揉 200 次，有助于防治鼻部疾患。

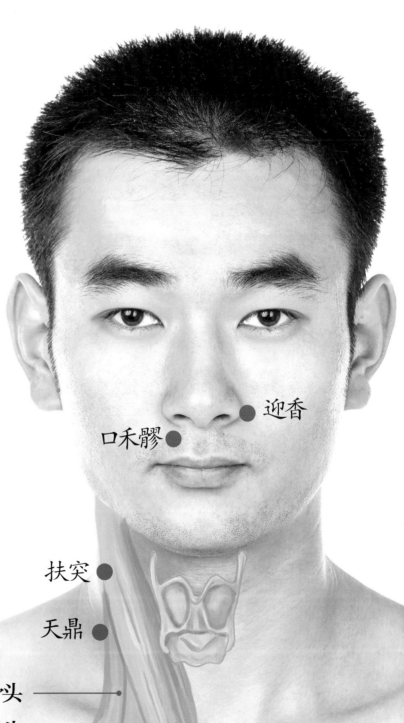

迎香

口禾髎

扶突

天鼎

胸锁乳突肌锁骨头 ——

胸锁乳突肌胸骨头 ——

第四章 足阳明胃经经穴

　　足阳明胃经在鼻旁与手阳明大肠经衔接，联系的脏腑器官有鼻、目、上齿、口唇、喉咙和乳房，属胃，络脾，在足大趾与足太阴脾经相接。胃是气血生成的地方，而气血是人体最基本的保障，所以，胃经是人体的后天之本。

经穴歌诀

四十五穴足阳明，承泣四白巨髎经，
地仓大迎下颊车，下关头维对人迎，
水突气舍连缺盆，气户库房屋翳寻，
膺窗乳中下乳根，不容承满与梁门，
关门太乙滑肉门，天枢外陵大巨存，
水道归来气冲次，髀关伏兔走阴市，
梁丘犊鼻足三里，上巨虚连条口行，
下巨虚下有丰隆，解溪冲阳陷谷同，
内庭厉兑阳明穴，大指次指之端终。

胃经上潜伏的疾病

　　胃经不畅通，人经常会出现以下症状。

　　经络症：本经从头走足，如有不畅，易发高热、出汗、脖子肿、咽喉痛、牙痛、口角㖞斜、流鼻涕或流鼻血。

　　脏腑症：胃经功能下降，则会出现胃痛胃胀、消化不良、呕吐、反胃、肠鸣腹胀，严重时则胃口全无、食欲不振。

　　亢进热证时症状：体热、腹胀、打嗝、便秘、食欲增加、胃痉挛性疼痛、胃酸过多、唇干裂。

　　衰弱寒证时症状：餐后腹疼或腹泻或呕吐、消化不良、胃酸不足、忧郁、下肢倦怠。

保养胃经的最佳时间

　　胃经位于人体正面，为从头到脚的一条线路。我们可以采取拍打刺激胃经的方式来疏通经络气血，要掌握拍打力度，脸部穴位可用食指或中指揉按1分钟，腿部可适当加重，每天3次（辰时、饭后1小时、睡前1小时），每次5~10分钟即可。也可用艾灸的方法缓解身体不适。

　　辰时（07：00~09：00），胃经最旺。吃早餐，补充能量肠胃安。人在此时段吃早餐容易消化，吸收也好，早餐可安排温和养胃的食物。饭后1小时循按胃经是一个不错的选择，这样可以启动人体的"发电系统"，调节人体的胃肠功能。

保养禁忌

　　过于燥热的食物容易引起胃火盛，引发嘴唇干裂等问题。也要尽量避免胃受寒，以免影响保养效果。

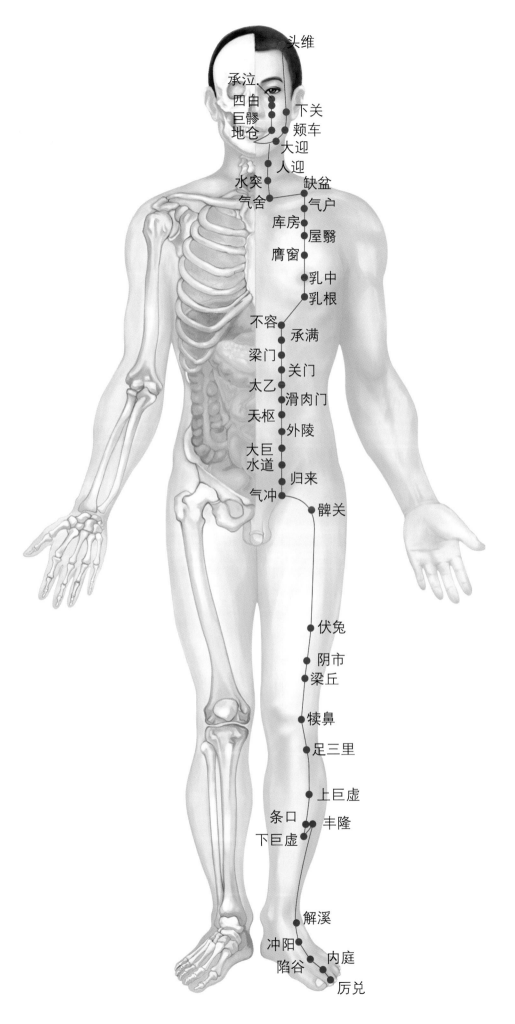

头维

承泣

四白

巨髎

地仓

下关

颊车

大迎

人迎

水突

缺盆

气舍

气户

库房

屋翳

膺窗

乳中

乳根

不容

承满

梁门

关门

太乙

滑肉门

天枢

外陵

大巨

水道

归来

气冲

髀关

伏兔

阴市

梁丘

犊鼻

足三里

上巨虚

条口

丰隆

下巨虚

解溪

冲阳

陷谷

内庭

厉兑

LU 肺经

LI 大肠经

ST 胃经

SP 脾经

HT 心经

SI 小肠经

BL 膀胱经

KI 肾经

PC 心包经

TE 三焦经

GB 胆经

LR 肝经

GV 督脉穴

CV 任脉穴

EX
经外奇穴

承泣 ST1

【主　　治】目赤肿痛、迎风流泪、口眼㖞斜等。

【精准定位】在面部,眼球与眶下缘之间,瞳孔直下。

【快速取穴】食指、中指伸直并拢,中指贴于鼻侧,食指指尖位于下眼眶边缘处即是。

【配　　伍】目赤肿痛:承泣配太阳。

【一穴多用】按摩:用拇指或中指按揉承泣200次,有助于防治眼部疾患。

四白 ST2

【主　　治】目赤痛痒、迎风流泪、眼睑𥆧动、口眼㖞斜等。

【精准定位】在面部,眶下孔处。

【快速取穴】食指、中指伸直并拢,中指指腹贴两侧鼻翼,食指指尖所按处,有一凹陷处即是。

【配　　伍】口眼㖞斜:四白配阳白、颊车。

【一穴多用】按摩:用拇指或中指按揉四白200次,有助于防治眼部疾患。

巨髎 ST3

【主　　治】口眼㖞斜、眼睑𥆧动、鼻出血等。

【精准定位】在面部,横平鼻翼下缘,瞳孔直下。

【快速取穴】直视前方,沿瞳孔垂直向下,与鼻翼下缘水平线交点凹陷处即是。

【配　　伍】三叉神经痛:巨髎配四白。

【一穴多用】按摩:用拇指或中指按揉巨髎200次,有助于防治鼻部疾患。

地仓 ST4

【主　　治】口角㖞斜、流涎、眼睑𥆧动等。

【精准定位】在面部,口角旁开0.4寸(指寸)。

【快速取穴】轻闭口,举两手,用食指指甲垂直下压唇角外侧两旁即是。

【配　　伍】口角㖞斜、流涎:地仓配颊车。

【一穴多用】①按摩:用拇指或中指按揉地仓200次,有助于缓解面瘫。或用指尖掐揉,有助于缓解面肌痉挛。②艾灸:用艾条温和灸5~20分钟,适用于口眼㖞斜、牙痛、流涎。

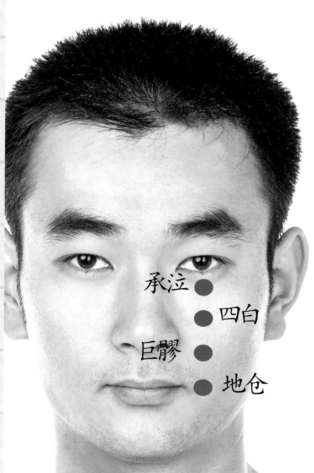

承泣
四白
巨髎
地仓

大迎 ST5

【主　治】口角㖞斜、失音等。

【精准定位】在面部，下颌角前方，咬肌附着部的前缘凹陷中，面动脉搏动处。

【快速取穴】正坐，闭口咬牙，咬肌前下方有一凹陷，按之有搏动感处即是。

【配　伍】牙痛：大迎配颊车、下关。

【一穴多用】按摩：用拇指或中指按揉大迎200次，有助于缓解面瘫、牙关紧闭、牙痛。

颊车 ST6

【主　治】口眼㖞斜、牙关紧闭、齿痛等。

【精准定位】在面部，下颌角前上方1横指(中指)。

【快速取穴】上下牙关咬紧时，隆起的咬肌高点，放松时按之凹陷处即是。

【配　伍】牙痛：颊车配地仓、合谷。

【一穴多用】按摩：用拇指或中指按揉颊车200次，有助于缓解面瘫、牙关紧闭、牙痛。

下关 ST7

【主　治】口眼㖞斜、面痛等。

【精准定位】在面部，颧弓下缘中央与下颌切迹之间凹陷中。

【快速取穴】闭口，食指、中指并拢，食指贴于耳垂旁，中指指腹处即是。

【配　伍】耳疾：下关配翳风。

【一穴多用】按摩：用拇指或中指按揉下关200次，有助于缓解牙关紧闭、牙痛、下颌关节功能紊乱、耳鸣。

头维 ST8

【主　治】偏正头痛、目眩等。

【精准定位】在头部，额角发际直上0.5寸，头正中线旁开4.5寸。

【快速取穴】在额头上，距额头角1横指处。

【配　伍】头痛：头维配合谷。

【一穴多用】按摩：用拇指或中指按揉头维200次，有助于缓解头痛、眼痛。

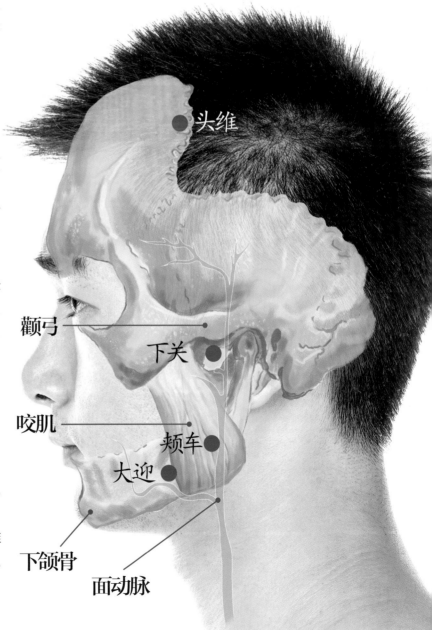

头维

颧弓

下关

咬肌

颊车

大迎

下颌骨

面动脉

LU 肺经

LI 大肠经

ST 胃经

SP 脾经

HT 心经

SI 小肠经

BL 膀胱经

KI 肾经

PC 心包经

TE 三焦经

GB 胆经

LR 肝经

GV 督脉穴

CV 任脉穴

EX
经外奇穴

人迎 ST9

【主　　治】胸满气逆、咽喉肿痛、瘰疬、高血压等。

【精准定位】在颈部，横平喉结，胸锁乳突肌前缘，颈总动脉搏动处。

【快速取穴】正坐，从喉结往外侧量2横指，可感胸锁乳突肌前缘动脉搏动处即是。

【配　　伍】高血压：人迎配大椎、太冲。

【一穴多用】按摩：用拇指从翳风向人迎轻推10次，只取单侧，有助于缓解高血压。

水突 ST10

【主　　治】呼吸喘鸣、咽喉肿痛等。

【精准定位】在颈部，横平环状软骨，胸锁乳突肌前缘。

【快速取穴】人迎（ST9）、气舍（ST11）连线中点即是。

【配　　伍】咽喉肿痛：水突配天鼎、人迎。

【一穴多用】按摩：用拇指或中指按揉水突200次，有助于防治肺部及咽喉疾病。

气舍 ST11

【主　　治】呼吸喘鸣、咽喉肿痛等。

【精准定位】在胸锁乳突肌区，锁骨上小窝，锁骨胸骨端上缘，胸锁乳突肌胸骨头与锁骨头中间的凹陷中。

【快速取穴】头转向对侧，锁骨内侧端上缘两筋之间的凹陷处即是。

【配　　伍】咽喉肿痛：气舍配廉泉、天突。

【一穴多用】按摩：用拇指或中指按揉气舍200次，有助于防治肺部疾病。

缺盆 ST12

【主　　治】呼吸喘鸣、咽喉肿痛等。

【精准定位】在颈外侧区，锁骨上大窝，锁骨上缘凹陷中，前正中线旁开4寸。

【快速取穴】正坐，乳中线直上锁骨上方有一凹陷，凹陷中点按压有酸胀感处即是。

【配　　伍】胸痛：缺盆配库房、膺窗。

【一穴多用】①按摩：用拇指或中指按揉缺盆200次，有助于防治肺部疾病。

②艾灸：用艾条温和灸5~20分钟，有助于缓解咳嗽、气喘、瘰瘤、水肿。

气户 ST13

【主　　治】呼吸喘鸣、咽喉肿痛等。

【精准定位】在胸部,锁骨下缘,前正中线旁开4寸。

【快速取穴】正坐或仰卧,乳中线与锁骨下缘相交的凹陷中,按压有酸胀感处即是。

【配　　伍】咽喉肿痛:气户配天鼎、人迎。

【一穴多用】①按摩:用拇指按揉气户200次,每天坚持,有助于防治胸肺部疾病。
②艾灸:用艾条温和灸5~20分钟,有助于缓解胸痛、咳嗽、痰多。

库房 ST14

【主　　治】胸满气逆、呼吸喘鸣、胸胁胀痛、咳嗽喘息等。

【精准定位】在胸部,第1肋间隙,前正中线旁开4寸。

【快速取穴】正坐或仰卧,从乳头沿垂直线向上推3个肋间隙,按压有酸胀感处即是。

【配　　伍】胸胁胀痛:库房配气户、乳中。

【一穴多用】①按摩:用拇指按揉库房200次,有助于防治胸肺部疾病。
②艾灸:用艾条温和灸5~20分钟,有助于缓解气喘、咯血。

屋翳 ST15

【主　　治】胸满气逆、呼吸喘鸣、胸胁胀痛、咳嗽喘息等。

【精准定位】在胸部,第2肋间隙,前正中线旁开4寸。

【快速取穴】正坐或仰卧,从乳头沿垂直线向上推2个肋间隙,按压有酸胀感处即是。

【配　　伍】乳腺增生:屋翳配足三里。

【一穴多用】①按摩:用拇指按揉屋翳200次,有助于防治胸肺部疾病。
②艾灸:用艾条温和灸5~20分钟,可止咳化痰。

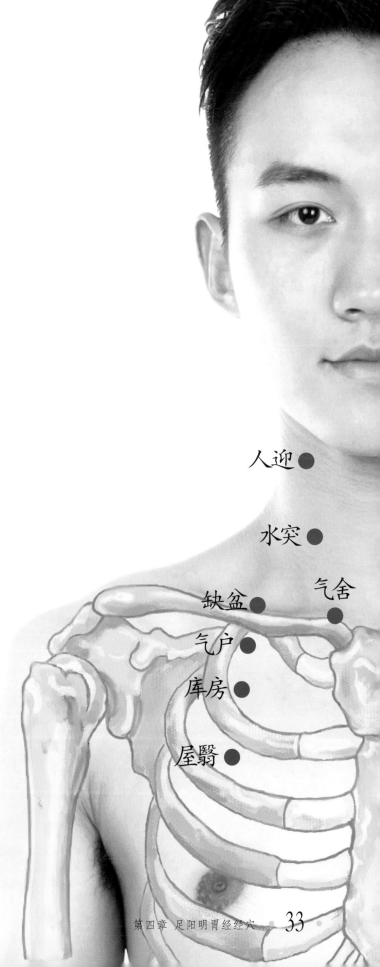

人迎 ●

水突 ●

气舍

缺盆 ●

气户 ●

库房 ●

屋翳 ●

LU 肺经

LI 大肠经

ST 胃经

SP 脾经

HT 心经

SI 小肠经

BL 膀胱经

KI 肾经

PC 心包经

TE 三焦经

GB 胆经

LR 肝经

GV 督脉穴

CV 任脉穴

EX
经外奇穴

膺窗 ST16

【主　　治】胸满气逆、呼吸喘鸣、咳嗽喘息、乳痈等。

【精准定位】在胸部，第3肋间隙，前正中线旁开4寸。

【快速取穴】正坐或仰卧，从乳头沿垂直线向上推1个肋间隙，按压有酸胀感处即是。

【配　　伍】乳痈：膺窗配屋翳。

【一穴多用】①按摩：用拇指按揉膺窗200次，有助于防治胸肺部疾病。

②艾灸：用艾条温和灸5~20分钟，可止咳化痰，有助于缓解胸满气短。

乳中 ST17

【主　　治】本穴主要用作定位。

【精准定位】在胸部，乳头中央。

【快速取穴】在胸部，第4肋间隙，乳头中央，距前正中线4寸。

乳根 ST18

【主　　治】胸痛、胸闷、咳喘、乳汁不足、乳痈、噎膈等。

【精准定位】在胸部，第5肋间隙，前正中线旁开4寸。

【快速取穴】正坐或仰卧，从乳中直向下推1个肋间隙，按压有酸胀感处即是。

【配　　伍】产后乳少：乳根配乳中。

【一穴多用】按摩：从乳根向乳中推揉，每天200次，有助于缓解产后乳少。

不容 ST19

【主　　治】腹胀、胃痛、呕吐、食欲不振等。

【精准定位】在上腹部，脐中上6寸，前正中线旁开2寸。

【快速取穴】仰卧，从肚脐向上2个4横指，再水平旁开3横指，按压有酸胀感处即是。

【配　　伍】胃病：不容配中脘。

【一穴多用】按摩：用拇指或掌根按揉不容200次，有助于缓解呕吐、腹胀。

承满 ST20

【主　　治】胃痛、呕吐、腹胀、肠鸣、食欲不振等。

【精准定位】在上腹部，脐中上5寸，前正中线旁开2寸。

【快速取穴】仰卧，先找到不容(ST19)，垂直向下1横指，按压有酸胀感处即是。

【配　　伍】胃痛：承满配足三里。

【一穴多用】按摩：用拇指或掌根按揉承满200次，有助于缓解呕吐、腹胀、消化不良。

梁门 ST21

【主　　治】胃痛、呕吐、腹胀、肠鸣、食欲不振、便溏、呕血等。

【精准定位】在上腹部，脐中上4寸，前正中线旁开2寸。

【快速取穴】仰卧，取肚脐与剑胸结合连线的中点，再水平旁开3横指处即是。

【配　　伍】胃痛：梁门配公孙、内关。

【一穴多用】按摩：用拇指或掌根按揉梁门200次，有助于缓解胃痛、便溏。

关门 ST22

【主　　治】胃痛、呕吐、腹胀、肠鸣、食欲不振等。

【精准定位】在上腹部，脐中上3寸，前正中线旁开2寸。

【快速取穴】仰卧，从肚脐沿前正中线向上4横指，再水平旁开3横指处即是。

【配　　伍】肠鸣、腹泻：关门配水分。

【一穴多用】①按摩：用拇指或掌根按揉关门200次，有助于缓解胃痛、胃胀。
②艾灸：用艾条温和灸5~20分钟，有助于缓解食欲不振、腹胀痛、水肿、小便不利、小儿遗尿。
③拔罐：用火罐留罐5~10分钟，有助于缓解腹痛。
④刮痧：从中间向两侧刮拭3~5分钟，有助于缓解大便泄泻、肠鸣。

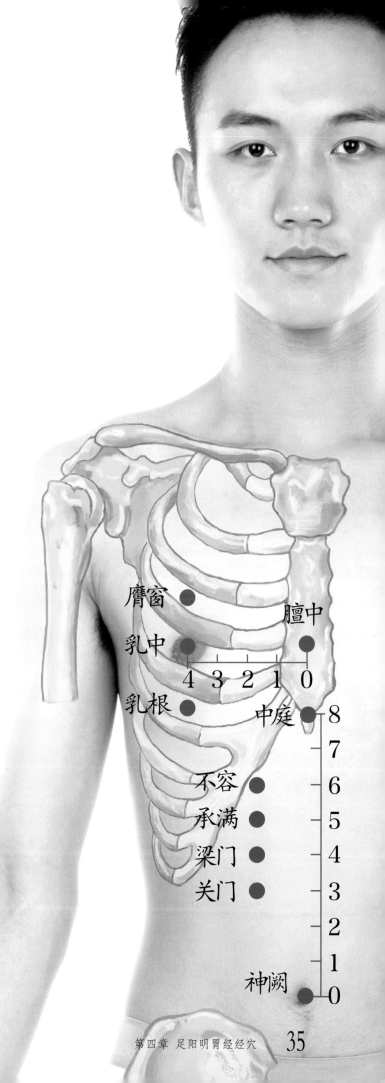

| LU 肺经 |
| LI 大肠经 |
| ST 胃经 |
| SP 脾经 |
| HT 心经 |
| SI 小肠经 |
| BL 膀胱经 |
| KI 肾经 |
| PC 心包经 |
| TE 三焦经 |
| GB 胆经 |
| LR 肝经 |
| GV 督脉穴 |
| CV 任脉穴 |
| EX 经外奇穴 |

太乙 ST23

【主　　治】胃痛、呕吐、腹胀、肠鸣、食欲不振等。
【精准定位】在上腹部，脐中上2寸，前正中线旁开2寸。
【快速取穴】仰卧，从肚脐沿前正中线向上3横指，再水平旁开3横指处即是。
【配　　伍】胃痛：太乙配中脘。
【一穴多用】按摩：用拇指或掌根按揉太乙200次，有助于缓解胃痛、胃胀。

滑肉门 ST24

【主　　治】胃痛、呕吐、腹胀、肠鸣、食欲不振等。
【精准定位】在上腹部，脐中上1寸，前正中线旁开2寸。
【快速取穴】仰卧，从肚脐沿前正中线向上1横指，再水平旁开3横指处即是。
【配　　伍】胃痛：滑肉门配足三里。
【一穴多用】按摩：用拇指或掌根按揉滑肉门200次，有助于缓解腹痛、腹胀，减肥。

天枢 ST25

【主　　治】口腔溃疡、月经不调、呕吐纳呆、腹胀肠鸣、赤白痢疾、便秘等。
【精准定位】在腹部，横平脐中，前正中线旁开2寸。
【快速取穴】仰卧，肚脐旁开3横指，按压有酸胀感处即是。
【配　　伍】消化不良、腹泻：天枢配足三里。
【一穴多用】①按摩：用拇指或掌根按揉天枢200次，有助于缓解腹痛、便秘、泄泻。
②艾灸：用艾条温和灸5~20分钟，有助于缓解便秘、泄泻、痛经。

外陵 ST26

【主　　治】胃脘痛、腹痛、腹胀、疝气、痛经等。
【精准定位】在下腹部，脐中下1寸，前正中线旁开2寸。
【快速取穴】仰卧，从肚脐沿前正中线向下1横指，再水平旁开3横指处即是。
【配　　伍】痛经：外陵配子宫、三阴交。
【一穴多用】按摩：用拇指或掌根按揉外陵200次，有助于缓解腹痛、便秘、泄泻。

大巨 ST27

【主　　治】便秘、腹痛、遗精、早泄、阳痿、疝气、小便不利等。
【精准定位】在下腹部，脐中下2寸，前正中线旁开2寸。
【快速取穴】仰卧，从肚脐沿前正中线向下3横指，再水平旁开3横指处即是。
【配　　伍】小便不利：大巨配中极、次髎。
【一穴多用】按摩：用拇指或掌根按揉大巨200次，有助于缓解小腹痛、小便不利。

水道 ST28

【主　　治】便秘、腹痛、小腹胀痛、痛经、小便不利等。

【精准定位】在下腹部，脐中下3寸，前正中线旁开2寸。

【快速取穴】仰卧，从肚脐沿前正中线向下4横指，再水平旁开3横指处即是。

【配　　伍】痛经：水道配三阴交、中极。

【一穴多用】①按摩：用拇指或掌根按揉水道200次，有助于缓解小腹痛、小便不利。②艾灸：用艾条温和灸5~20分钟，有助于缓解小腹痛、痛经、大小便不利。

归来 ST29

【主　　治】腹痛、阴睾上缩入腹、疝气、闭经、白带等。

【精准定位】在下腹部，脐中下4寸，前下中线旁开2寸。

【快速取穴】仰卧，从耻骨联合上缘沿前正中线向上1横指，再水平旁开3横指处即是。

【配　　伍】月经不调：归来配三阴交。

【一穴多用】①按摩：用拇指或掌根按揉归来200次，可用于缓解小腹痛、痛经。②艾灸：用艾条温和灸5~20分钟，有助于缓解小腹痛、痛经、带下增多、不孕。

气冲 ST30

【主　　治】阳痿、疝气、不孕、腹痛、月经不调等。

【精准定位】在腹股沟区，耻骨联合上缘，前正中线旁开2寸，动脉搏动处。

【快速取穴】仰卧，从耻骨联合上缘中点水平旁开3横指处即是。

【配　　伍】肠鸣腹痛：气冲配气海。

【一穴多用】①按摩：用拇指按揉气冲200次，有助于缓解小腹痛、痛经。②艾灸：用艾条温和灸5~20分钟，有助于缓解小腹痛、疝气、痛经、不孕、阳痿。

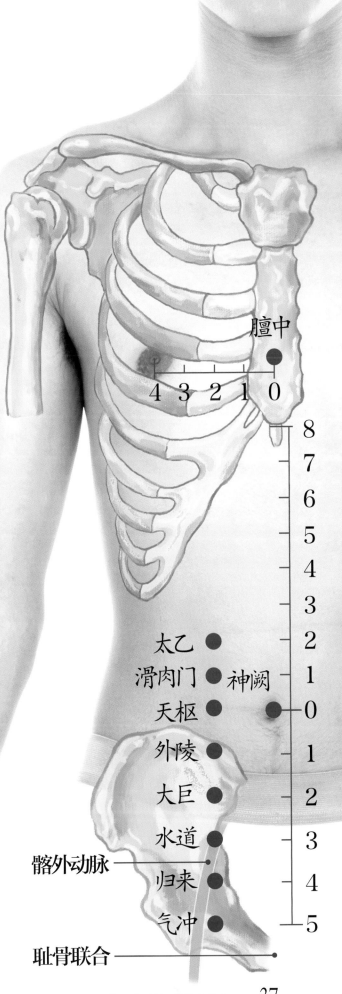

膻中

4 3 2 1 0

8
7
6
5
4
3
2
1
0
1
2
3
4
5

太乙
滑肉门　神阙
天枢
外陵
大巨
水道
髂外动脉
归来
气冲
耻骨联合

LU 肺经

LI 大肠经

ST 胃经

SP 脾经

HT 心经

SI 小肠经

BL 膀胱经

KI 肾经

PC 心包经

TE 三焦经

GB 胆经

LR 肝经

GV 督脉穴

CV 任脉穴

EX
经外奇穴

髀关 ST31

【主　　治】腰膝疼痛、下肢酸软麻木等。
【精准定位】在股前区，股直肌近端、缝匠肌与阔筋膜张肌 3 条肌肉之间凹陷中。
【快速取穴】大腿前髂前上棘与髌底外缘连线和会阴水平线交点处即是。
【配　　伍】下肢痿痹：髀关配伏兔。
【一穴多用】①按摩：用拇指按揉髀关 200 次，有助于缓解腰腿痛。②艾灸：用艾条温和灸 5~20 分钟，有助于缓解下肢寒痹。

伏兔 ST32

【主　　治】腰膝疼痛、下肢酸软麻木等。
【精准定位】在股前区，髌底上 6 寸，髂前上棘与髌底外侧端的连线上。
【快速取穴】耻骨联合上缘与髌骨外缘连线上，髌骨上缘上 6 寸即是。
【配　　伍】膝腿疼痛：伏兔配髀关、犊鼻。
【一穴多用】①按摩：用拇指按揉伏兔 200 次，可用于缓解腰腿痛。②艾灸：用艾条温和灸 5~20 分钟，可用于缓解下肢痿软、脚气、疝气、谵语。

阴市 ST33

【主　　治】腿膝冷痛、麻痹、下肢不遂等。
【精准定位】在股前区，髌底上 3 寸，股直肌肌腱外侧缘。
【快速取穴】下肢伸直，髌底外侧直上 4 横指，按压有痛感处即是。
【配　　伍】下肢不遂：阴市配足三里。
【一穴多用】①按摩：用拇指按揉阴市 200 次，有助于缓解腰腿痛。②艾灸：用艾条温和灸 5~20 分钟，有助于缓解下肢寒痹、疝气、腹水。

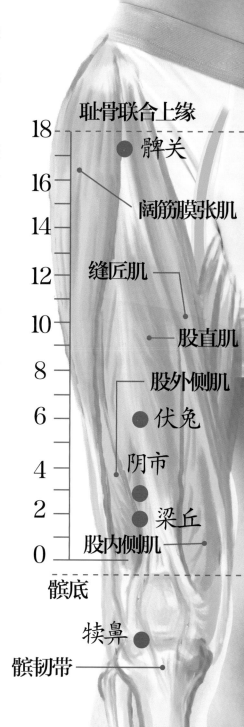

耻骨联合上缘
18
髀关
16
阔筋膜张肌
14
缝匠肌
12
股直肌
10
股外侧肌
8
伏兔
6
阴市
4
梁丘
2
股内侧肌
0
髌底
犊鼻
髌韧带

梁丘 ST34

【主　治】胃脘疼痛、肠鸣泄泻、膝胫痹痛等。

【精准定位】在股前区，髌底上 2 寸，股外侧肌与股直肌肌腱之间。

【快速取穴】坐位，下肢用力蹬直，髌骨外上缘上方凹陷正中处即是。

【配　伍】胃痛：梁丘配足三里、中脘。

【一穴多用】①按摩：用拇指或中指掐揉梁丘 200 次，有助于缓解腹痛。②艾灸：用艾条温和灸 5~20 分钟，有助于缓解下肢寒痹、胃寒、乳痈。

犊鼻 ST35

【主　治】膝部痛、腰痛、冷痹不仁等。

【精准定位】在膝前区，髌韧带外侧凹陷中。

【快速取穴】坐位，下肢用力蹬直，膝盖外下方凹陷处。

【配　伍】膝痛：犊鼻配阳陵泉、足三里。

【一穴多用】①按摩：用拇指掐揉犊鼻 200 次，有助于缓解膝关节痛。②艾灸：用艾条温和灸 5~20 分钟，有助于缓解膝冷。

足三里 ST36

【主　治】胃痛、呕吐、腹胀、肠鸣、消化不良、泄泻、便秘、痢疾、疳积、不寐、遗尿、产后腰痛、下肢不遂、高血压、头晕等。

【精准定位】在小腿前外侧，犊鼻（ST35）下 3 寸，犊鼻（ST35）与解溪（ST41）连线上。

【快速取穴】站位弯腰，同侧手虎口围住髌骨上外缘，余四指向下，中指指尖处即是。

【配　伍】胃痛：足三里配中脘、梁丘。

【一穴多用】①按摩：用拇指按揉足三里 200 次，用于日常保健，有助于缓解虚证。②艾灸：用艾条温和灸 5~20 分钟，可补气培元，有助于缓解脾胃病、下肢痹痛。③拔罐：用火罐留罐 5~10 分钟，有助于缓解腰腿酸痛、胃痛。④刮痧：从上向下刮拭 3~5 分钟，有助于缓解脾胃病、下肢痹痛。

犊鼻

16

足三里

14

12 ——胫骨前肌

上巨虚
10

丰隆
条口 8
下巨虚

6

4

2

0

LU 肺经

LI 大肠经

ST 胃经

SP 脾经

HT 心经

SI 小肠经

BL 膀胱经

KI 肾经

PC 心包经

TE 三焦经

GB 胆经

LR 肝经

GV 督脉穴

CV 任脉穴

EX
经外奇穴

上巨虚 ST37

【主　　治】泄泻、便秘、腹胀、肠鸣、肠痛等。

【精准定位】在小腿外侧,犊鼻(ST35)下6寸,犊鼻(ST35)与解溪(ST41)连线上。

【快速取穴】先找到足三里(ST36),向下4横指,凹陷处即是。

【配　　伍】急性肠胃炎:上巨虚配关元。

【一穴多用】按摩:用拇指按揉上巨虚200次,有助于缓解腹痛、泄泻。

条口 ST38

【主　　治】肩背痛等。

【精准定位】在小腿外侧,犊鼻(ST35)下8寸,犊鼻(ST35)与解溪(ST41)连线上。

【快速取穴】于犊鼻(ST35)与解溪(ST41)连线的中点取穴。

【配　　伍】肩臂痛:条口配肩髃、肩髎。

【一穴多用】按摩:用拇指按揉条口200次,有助于缓解下肢痿痹。

下巨虚 ST39

【主　　治】肠鸣、腹痛等。

【精准定位】在小腿外侧,犊鼻(ST35)下9寸,犊鼻(ST35)与解溪(ST41)连线上。

【快速取穴】先找到条口(ST38),向下1横指,凹陷处即是。

【配　　伍】便秘:下巨虚配上巨虚、天枢。

【一穴多用】①按摩:用拇指按揉下巨虚200次,有助于缓解小腹痛。
②艾灸:用艾条温和灸5~20分钟,有助于缓解泄泻、睾丸痛。

丰隆 ST40

【主　　治】痰涎、胃痛、便秘、癫狂、善笑、痫证、多寐、脏躁、梅核气、咳逆、哮喘等。

【精准定位】在小腿外侧,外踝尖上8寸,胫骨前肌的外缘。

【快速取穴】先找到条口(ST38),向外1横指,按压有沉重感处即是。

【配　　伍】咳嗽痰多:丰隆配肺俞、尺泽。

【一穴多用】①按摩:用拇指按揉丰隆200次,有助于缓解多种痰证。
②艾灸:用艾条温和灸5~20分钟,有助于缓解咳嗽、咳吐白痰。

解溪 ST41

【主　　治】踝关节及其周围软组织疾患等。

【精准定位】在踝区,踝关节前面中央凹陷中,姆长伸肌腱与趾长伸肌腱之间。

【快速取穴】足背与小腿交界处的横纹中央凹陷处,足背两条肌腱之间即是。

【配　　伍】腹胀:解溪配商丘、血海。

【一穴多用】按摩:用拇指按揉解溪200次,有助于缓解足背疼痛。

冲阳 ST42

【主　　治】善惊、狂疾等。
【精准定位】在足背，第2跖骨基底部与中间楔状骨关节处，可触及足背动脉。
【快速取穴】足背最高处，两条肌腱之间，按之有动脉搏动感处即是。
【配　　伍】消化不良：冲阳配太白。
【一穴多用】①按摩：用拇指按揉冲阳200次，有助于缓解足背疼痛。
　　　　　　②艾灸：用艾条温和灸5~20分钟，有助于缓解头痛、口眼喎斜。

陷谷 ST43

【主　　治】足背肿痛等。
【精准定位】在足背，第2、3跖骨间，第2跖趾关节近端凹陷中。
【快速取穴】足背第2、3跖骨结合部前方凹陷处，按压有酸胀感处即是。
【配　　伍】肢体酸痛：陷谷配束骨。
【一穴多用】①按摩：用拇指按揉陷谷200次，有助于缓解足背疼痛、肠鸣腹痛。②艾灸：用艾条温和灸5~20分钟，有助于缓解水肿、头面肿痛。

内庭 ST44

【主　　治】腹痛、腹胀、泄泻、齿痛、头面痛、咽喉肿痛、鼻出血、心烦、失眠多梦、狂证、足背肿痛、跖趾关节痛等。
【精准定位】在足背，第2、3趾间，趾蹼缘后方赤白肉际处。
【快速取穴】足背第2、3趾之间，皮肤颜色深浅交界处即是。
【配　　伍】牙龈肿痛：内庭配合谷。
【一穴多用】①按摩：用拇指按揉内庭200次，有助于缓解牙痛、腹痛。
　　　　　　②艾灸：用艾条温和灸5~20分钟，有助于缓解鼻出血。

厉兑 ST45

【主　　治】多梦等。
【精准定位】在足趾，第2趾末节外侧，趾甲根角侧后方0.1寸(指寸)。
【快速取穴】足背第2趾趾甲外侧缘与趾甲下缘各作一切线，交点处即是。
【配　　伍】多梦：厉兑配内关、神门。
【一穴多用】①按摩：用拇指指尖用力掐揉厉兑200次，有助于缓解癫狂、梦魇。
　　　　　　②艾灸：用艾条温和灸5~20分钟，有助于缓解牙痛、鼻出血。

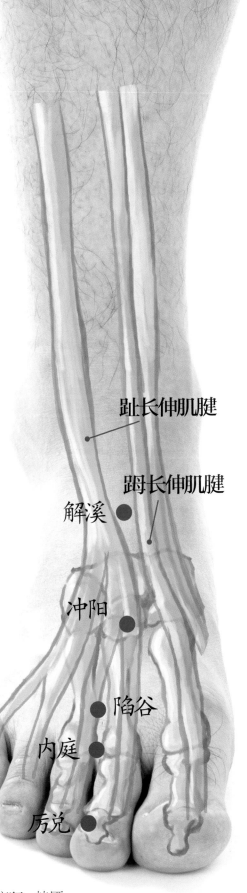

趾长伸肌腱

踇长伸肌腱

解溪

冲阳

陷谷

内庭

厉兑

第五章 足太阴脾经经穴

足太阴脾经在足大趾与足阳明胃经相衔接,联系的脏腑器官有咽、舌,属脾,络胃,注心中,在胸部与手少阴心经相接。络脉从本经分出,走向足阳明经,进入腹腔,联络肠胃。脾气旺盛的人,面色红润,肌肉丰满,精力充沛。另外,脾主统血,它是值得所有人用一生关注的统血大经,对于女性来说,更是健康的守护神。

经穴歌诀

二十一穴脾中州,隐白在足大趾头,
大都太白公孙盛,商丘直上三阴交,
漏谷地机阴陵泉,血海箕门冲门前,
府舍腹结大横上,腹哀食窦天溪候,
胸乡周容大包上,从足经腹向胸走。

脾经上潜伏的疾病

脾经是阴经,跟脏腑联系最密切,当其不通时,人的身体会出现下列病症。

经络症:脾经不畅,大脚趾内侧、脚内缘、小腿、膝盖或者大腿内侧、腹股沟等经络路线上出现发冷、酸、胀、麻、疼痛等不适感。

脏腑症:脾经功能下降,则症见全身乏力或者全身疼痛、胃痛、腹胀、大便稀、心胸烦闷、心窝下急痛。脾气绝则肌肉松软、消瘦萎缩。

亢进热证时症状:胁下胀痛、呕吐、足膝关节疼痛、趾活动困难、失眠。

衰弱寒证时症状:消化不良、胃胀气、上腹部疼痛、呕吐、肢倦乏力麻木、腿部静脉曲张、嗜睡、皮肤易损伤。

保养脾经的最佳时间

脾经在人体的正面和侧面,可采用拍打刺激的方式来保养,但拍打力度一定要适中,上午拍打为宜,每侧10分钟左右。

脾是消化、吸收、排泄的总调度,又是人体血液的统领。巳时(09:00~11:00)脾经最旺,轮脾经值班,可此时拍打刺激脾经。不要食用燥热及辛辣刺激性食物,以免伤胃败脾。脾的功能好,则消化吸收好,血液质量好,嘴唇是红润的。唇白标志血气不足,唇暗、唇紫标志寒入脾经。

保养禁忌

有文献记载,合按三阴交与合谷,会导致流产,所以孕妇不适宜按摩脾经上的三阴交。

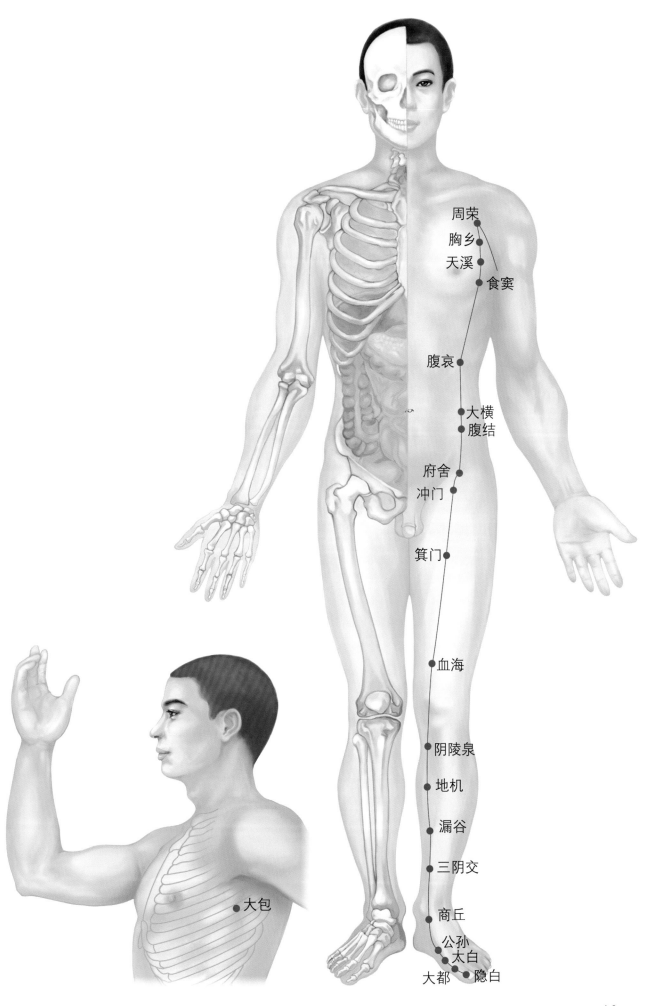

周荣
胸乡
天溪
食窦
腹哀
大横
腹结
府舍
冲门
箕门
血海
阴陵泉
地机
漏谷
三阴交
商丘
公孙
太白
大都
隐白
大包

LU 肺经

LI 大肠经

ST 胃经

SP 脾经

HT 心经

SI 小肠经

BL 膀胱经

KI 肾经

PC 心包经

TE 三焦经

GB 胆经

LR 肝经

GV 督脉穴

CV 任脉穴

EX
经外奇穴

商丘

第1跖骨

足舟骨

公孙

太白

大都

隐白

隐白 SP1

【主　　治】月经过多、崩漏、腹胀、暴泻、多梦等。

【精准定位】在足趾，大趾末节内侧，趾甲根角侧后方0.1寸(指寸)。

【快速取穴】足大趾趾甲内侧缘与下缘各作一切线，交点处即是。

【配　　伍】吐血：隐白配脾俞、上脘。

【一穴多用】①按摩：用拇指指尖用力掐揉隐白200次，有助于缓解癫狂、梦魇。②艾灸：用艾条温和灸5~20分钟，有助于缓解昏厥、呕吐、流涎、下肢寒痹等。

大都 SP2

【主　　治】腹胀、腹痛、胃疼等。

【精准定位】在足趾，第1跖趾关节远端赤白肉际凹陷中。

【快速取穴】足大趾与足掌所构成的关节，前下方掌背交界线凹陷处即是。

【配　　伍】腹胀：大都配阳谷、鱼际。

【一穴多用】①按摩：用拇指指尖用力掐揉大都200次，有助于缓解癫狂、梦魇。
　　　　　　②艾灸：用艾条温和灸5~20分钟，有助于缓解胃痛、泄泻，孕产妇禁灸。

太白 SP3

【主　　治】胃痛、腹胀、腹痛、肠鸣、呕吐、泄泻等。

【精准定位】在跖区，第1跖趾关节近端赤白肉际凹陷中。

【快速取穴】足大趾与足掌所构成的关节，后下方掌背交界线凹陷处即是。

【配　　伍】胃痛：太白配中脘、足三里。

【一穴多用】按摩：用拇指指尖用力掐揉太白200次，有助于缓解胃痛、腹胀。

公孙 SP4

【主　　治】呕吐、腹痛、胃脘痛、肠鸣、泄泻、痢疾等。

【精准定位】在跖区，第1跖骨底的前下缘赤白肉际处。

【快速取穴】足大趾与足掌所构成的关节内侧，弓形骨后端下缘凹陷处即是。

【配　　伍】呕吐、眩晕：公孙配膻中。

【一穴多用】按摩：用拇指指尖用力掐揉公孙200次，有助于缓解腹痛。

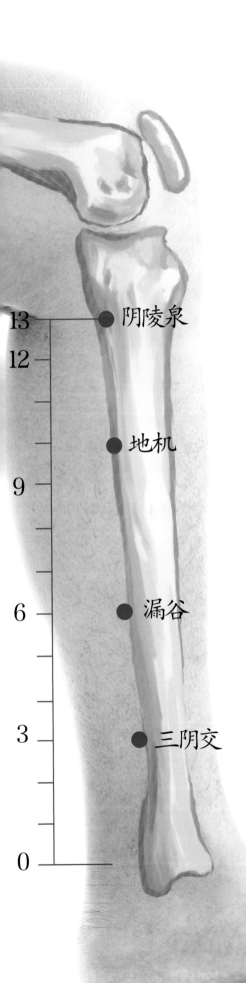

商丘 SP5

【主　治】两足无力、足踝痛等。

【精准定位】在踝区，内踝前下方，舟骨粗隆与内踝尖连线中点凹陷中。

【快速取穴】足内踝尖前下方凹陷处即是。

【配　伍】腹胀肠鸣：商丘配气海。

【一穴多用】①按摩：用拇指指尖用力掐揉商丘 200 次，有助于缓解踝部疼痛。②艾灸：用艾条温和灸 5~20 分钟，有助于缓解肠鸣泄泻、便秘。

三阴交 SP6

【主　治】脾胃虚弱、肠鸣腹胀、腹痛、泄泻、胃痛、呕吐、呃逆、月经不调、遗尿、遗精等。

【精准定位】在小腿内侧，内踝尖上 3 寸，胫骨内侧缘后际。

【快速取穴】正坐或仰卧，胫骨内侧面后缘，内踝尖向上 4 横指处即是。

【配　伍】月经不调：三阴交配中极。

【一穴多用】①按摩：用拇指按揉三阴交 200 次，有助于缓解腹痛、泄泻、月经不调。②艾灸：用艾条温和灸 5~20 分钟，有助于缓解痛经、疝气、水肿。③拔罐：用火罐留罐 5~10 分钟，有助于缓解下肢疼痛。④刮痧：从上向下刮拭 3~5 分钟，有助于缓解水肿、湿疹。

漏谷 SP7

【主　治】肠鸣腹胀、腹痛、水肿、小便不利。

【精准定位】在小腿内侧，内踝尖上 6 寸，胫骨内侧缘后际。

【快速取穴】正坐或仰卧，三阴交 (SP6) 直上 4 横指，胫骨内侧面后缘处即是。

【配　伍】小便不利：漏谷配水泉、太溪。

【一穴多用】①按摩：用拇指按揉漏谷 200 次，有助于缓解腹痛、腹胀。②艾灸：用艾条温和灸 5~20 分钟，有助于缓解水肿、小便不利。

| LU 肺经 |
| LI 大肠经 |
| ST 胃经 |
| SP 脾经 |
| HT 心经 |
| SI 小肠经 |
| BL 膀胱经 |
| KI 肾经 |
| PC 心包经 |
| TE 三焦经 |
| GB 胆经 |
| LR 肝经 |
| GV 督脉穴 |
| CV 任脉穴 |
| EX 经外奇穴 |

地机 SP8

【主　　治】腹胀、腹痛、月经不调等。

【精准定位】在小腿内侧，阴陵泉（SP9）下3寸，胫骨内侧缘后际。

【快速取穴】阴陵泉（SP9）直下4横指处即是。

【配　　伍】糖尿病：地机配三阴交、公孙。

【一穴多用】①按摩：用拇指按揉地机200次，有助于缓解腹痛、泄泻。②艾灸：用艾条温和灸5~20分钟，有助于缓解痛经、水肿、小便不利等。

阴陵泉 SP9

【主　　治】腹痛、腹胀、水肿、小便不利或失禁、遗尿等。

【精准定位】在小腿内侧，胫骨内侧髁下缘与胫骨内侧缘之间的凹陷中。

【快速取穴】拇指沿小腿内侧骨内缘向上推，抵膝关节下，胫骨向内上弯曲凹陷处即是。

【配　　伍】小便不利：阴陵泉配膀胱俞。

【一穴多用】①按摩：用拇指按揉阴陵泉200次，有助于缓解多种脾胃病。②艾灸：用艾条温和灸5~20分钟，有助于缓解痛经、水肿、小便不利等。③拔罐：用火罐留罐5~10分钟，有助于缓解下肢疼痛、膝痛。④刮痧：从上向下刮拭3~5分钟，可有助于缓解暴泻。

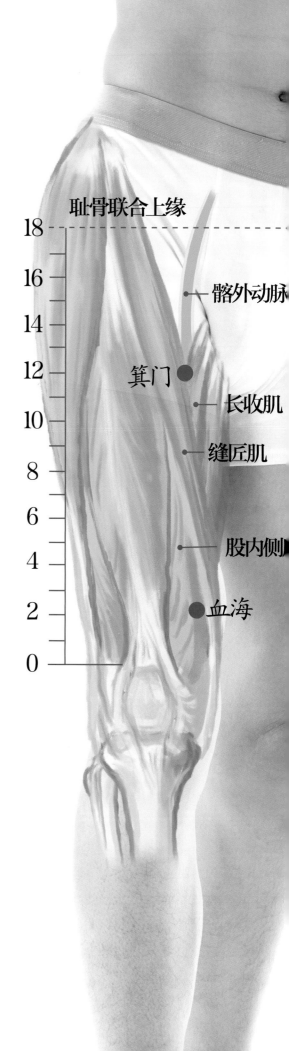

耻骨联合上缘

髂外动脉

箕门

长收肌

缝匠肌

股内侧

血海

血海 SP10

【主　　治】腹胀、月经不调、荨麻疹、皮肤瘙痒等。

【精准定位】在股前区，髌底内侧端上2寸，股内侧肌隆起处。

【快速取穴】屈膝呈90°，手掌伏于膝盖骨上，拇指与其余四指呈45°，拇指尖处即是。

【配　　伍】荨麻疹：血海配曲池、合谷。

【一穴多用】①按摩：用拇指按揉血海200次，有助于缓解痛经、崩漏。②艾灸：用艾条温和灸5~20分钟，有助于治疗膝痛、湿疹等。

箕门 SP11

【主　　治】小便不通、遗尿等。

【精准定位】在股前区，髌底内侧端与冲门（SP12）的连线上1/3与下2/3的交点，长收肌和缝匠肌交角的动脉搏动处。

【快速取穴】坐位绷腿，大腿内侧有一鱼状肌肉隆起，鱼尾凹陷处即是。

【配　　伍】小便不通：箕门配膀胱俞。

【一穴多用】①按摩：用拇指按揉箕门200次，有助于缓解腹股沟痛。②艾灸：用艾条温和灸5~20分钟，每天1次，有助于缓解淋证、遗尿。③拔罐：用火罐留罐5~10分钟，有助于缓解小便不通。④刮痧：从上向下刮拭3~5分钟，有助于缓解热淋、血淋。

冲门 SP12

【主　　治】腹痛、腹胀、小便不利等。

【精准定位】在腹股沟区，腹股沟斜纹中，髂外动脉搏动处的外侧。

【快速取穴】仰卧，腹股沟外侧可摸到动脉搏动，搏动外侧按压有酸胀感处即是。

【配　　伍】疝气：冲门配大敦。

【一穴多用】①按摩：用拇指按压冲门片刻，突然松开，反复5~10次，有助于缓解下肢寒痛、麻木。②艾灸：用艾条温和灸5~20分钟，有助于缓解疝气、胎气上冲。③拔罐：用火罐留罐5~10分钟，有助于缓解小便不通。④刮痧：从上向下刮拭3~5分钟，有助于缓解身热。

府舍 SP13

【主　　治】腹痛、霍乱吐泻、疝气、腹满积聚等。

【精准定位】在下腹部，脐中下4.3寸，前正中线旁开4寸。

【快速取穴】从肚脐沿前正中线向下4.3寸，再水平旁开5横指处即是。

【配　　伍】腹痛：府舍配气海。

【一穴多用】①按摩：用拇指按揉府舍200次，有助于缓解腹股沟痛。②艾灸：用艾条温和灸5~20分钟，有助于缓解腹胀痛。③拔罐：用火罐留罐5~10分钟，有助于缓解便秘、便血。④刮痧：从上向下刮拭3~5分钟，有助于缓解呕吐、泄泻。

LU 肺经

LI 大肠经

ST 胃经

SP 脾经

HT 心经

SI 小肠经

BL 膀胱经

KI 肾经

PC 心包经

TE 三焦经

GB 胆经

LR 肝经

GV 督脉穴

CV 任脉穴

EX
经外奇穴

腹结 SP14

【主　　治】绕脐痛、泄泻、疝气等。
【精准定位】在下腹部，脐中下 1.3 寸，前正中线旁
　　　　　　开 4 寸。
【快速取穴】在肚脐中央下 1.3 寸，再水平旁开 5
　　　　　　横指处即是。
【配　　伍】腹痛：腹结配气海、天枢。
【一穴多用】按摩：用拇指按揉腹结 200 次，有助
　　　　　　于缓解绕脐痛。

大横 SP15

【主　　治】腹胀、腹痛、痢疾、泄泻、便秘等。
【精准定位】在腹部，脐中旁开 4 寸。
【快速取穴】由乳头向下作与前正中线的平行线，
　　　　　　再由脐中央作一水平线，交点处即是。
【配　　伍】腹痛：大横配天枢、足三里。
【一穴多用】①按摩：用拇指按揉大横 200 次，有
　　　　　　助于缓解腹痛。②艾灸：用艾条温和
　　　　　　灸 5~20 分钟，每天 1 次，有助于缓
　　　　　　解腹部冷痛、脾胃虚寒。

腹哀 SP16

【主　　治】绕脐痛、消化不良、便秘、痢疾。
【精准定位】在上腹部，脐中上 3 寸，前正中线旁
　　　　　　开 4 寸。
【快速取穴】仰卧，先找到大横（SP15），再沿乳中
　　　　　　线向上 4 横指即是。
【配　　伍】肠鸣：腹哀配气海。
【一穴多用】①按摩：用拇指按揉腹哀 200 次，有
　　　　　　助于缓解腹胀、消化不良。②艾灸：
　　　　　　用艾条温和灸 5~20 分钟，有助于缓
　　　　　　解绕脐痛。

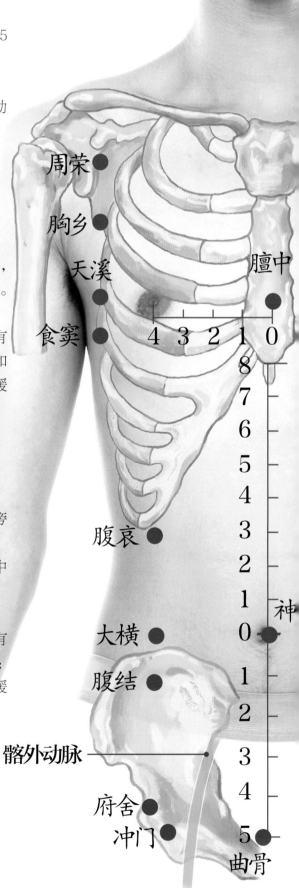

周荣　胸乡　天溪　膻中　食窦　腹哀　大横　腹结　髂外动脉　府舍　冲门　曲骨　神

食窦 SP17

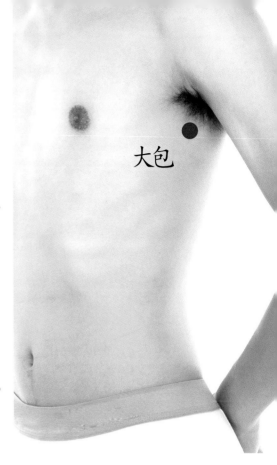

大包

【主　　治】胸胁胀痛、胸背痛等。

【精准定位】在胸部，第5肋间隙，前正中线旁开6寸。

【快速取穴】仰卧，乳头旁开3横指，再向下1个肋间隙处即是。

【配　　伍】胸胁胀痛：食窦配膻中。

【一穴多用】按摩：用拇指按揉食窦200次，有助于缓解胸胁胀痛。

天溪 SP18

【主　　治】胸部疼痛、咳嗽、胸胁胀痛等。

【精准定位】在胸部，第4肋间隙，前正中线旁开6寸。

【快速取穴】仰卧，乳头旁开3横指处，乳头所在肋间隙即是。

【配　　伍】胸胁胀痛：天溪配中脘。

【一穴多用】按摩：用拇指按揉天溪200次，有助于缓解胸胁胀痛。

胸乡 SP19

【主　　治】胸部疼痛、咳嗽、胸胁胀痛等。

【精准定位】在胸部，第3肋间隙，前正中线旁开6寸。

【快速取穴】仰卧，乳头旁开3横指，再向上1个肋间隙即是。

【配　　伍】胸胁胀痛：胸乡配膻中。

【一穴多用】①按摩：用拇指按揉胸乡200次，有助于缓解胸胁胀痛。
②艾灸：用艾条温和灸5~20分钟，有助于缓解胸胁胀痛。

周荣 SP20

【主　　治】胸胁胀满、胁肋痛、咳嗽等。

【精准定位】在胸部，第2肋间隙，前正中线旁开6寸。

【快速取穴】仰卧，乳头旁开3横指，再向上2个肋间隙处即是。

【配　　伍】胸胁胀满：周荣配膻中。

【一穴多用】①按摩：用拇指按揉周荣200次，有助于缓解胸胁胀痛。
②艾灸：用艾条温和灸5~20分钟，有助于缓解胸胁胀痛、咳嗽等。

大包 SP21

【主　　治】胸胁痛、气喘等。

【精准定位】在胸外侧区，第6肋间隙，在腋中线上。

【快速取穴】正坐侧身或仰卧，沿腋中线自上而下摸到第6肋间隙处即是。

【配　　伍】四肢无力：大包配足三里。

【一穴多用】按摩：用拇指按揉大包200次，有助于缓解胸胁胀痛。

第六章 手少阴心经经穴

　　手少阴心经在心中与足太阴脾经的支脉衔接，联系的脏腑器官有心系、咽、目系，属心，络小肠，外行从心系上肺，斜走出于腋下，在手小指与手太阳小肠经相接。心经如果出现问题，人就会感到心烦意乱、胁痛等，故称"心为君主之官"。

经穴歌诀

九穴心经手少阴，极泉青灵少海深，

灵道通里阴郄邃，神门少府少冲寻。

心经上潜伏的疾病

　　心经异常，人体会出现下列病症。

　　经络症：失眠、多梦、易醒、难入睡、健忘、痴呆，心经所过部位的疼痛、麻痹、厥冷，血压不稳。

　　脏腑症：心烦、心悸、心闷、心痛。

　　亢进热证时症状：心悸、口干；处在压力状态下，伴有压迫感、忧郁、内侧肩麻木、小指痛。

　　衰弱寒证时症状：胸口沉闷、呼吸困难、面色苍白、肩与前臂疼痛、四肢沉重、晕眩。

保养心经的最佳时间

　　心经位于手臂内侧，左右共18穴。可在饭前轻拍心经上的穴位，拍打时五指并拢，微屈叩打，以感觉舒适为宜，每次三五分钟即可。

　　午时（11：00~13：00）是心经当令的时间，此时心经最旺，不宜做剧烈运动。人在午时小憩片刻，对于养心大有好处，可使下午至晚上精力充沛。即使睡不着，只是闭目养神，对身体也很有好处。

保养禁忌

　　午睡虽好，但不宜超过1小时，否则易引起失眠。此外，午餐也不要吃得太多，以免腹胀影响午睡。

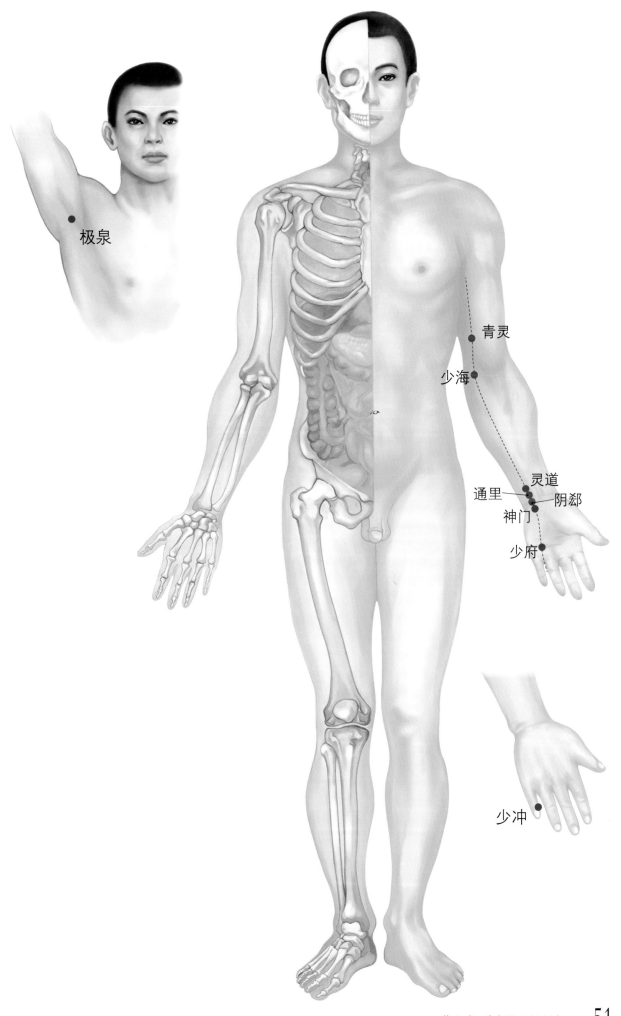

极泉

青灵

少海

灵道

通里 —— 阴郄

神门

少府

少冲

LU 肺经

LI 大肠经

ST 胃经

SP 脾经

HT 心经

SI 小肠经

BL 膀胱经

KI 肾经

PC 心包经

TE 三焦经

GB 胆经

LR 肝经

GV 督脉穴

CV 任脉穴

EX
经外奇穴

极泉 HT1

【主　治】心痛、四肢不举等。

【精准定位】在腋区，腋窝中央，腋动脉搏动处。

【快速取穴】上臂外展，腋窝顶点可触摸到动脉搏动，按压有酸胀感处即是。

【配　伍】肘臂冷痛：极泉配侠白。

【一穴多用】①按摩：用拇指按压极泉片刻，突然松开，反复5~10次，有助于缓解上肢寒痛、麻木。②艾灸：用艾条温和灸5~20分钟，有助于缓解上肢冷痛、心悸、气短。③刮痧：从腋窝向上肢方向刮拭3~5分钟，有助于缓解心烦、干呕。

青灵 HT2

【主　治】头痛、肩臂痛等。

【精准定位】在臂前区，肘横纹上3寸，肱二头肌的内侧沟中。

【快速取穴】伸臂，确定少海（HT3）与极泉（HT1）位置，从少海（HT3）沿二者连线向上4横指处即是。

【配　伍】肩臂痛：青灵配肩髃、曲池。

【一穴多用】①按摩：用拇指按揉或弹拨青灵，有助于缓解上肢痹痛。②艾灸：用艾条温和灸5~20分钟，有助于缓解上肢痹痛、头痛。③拔罐：用火罐留罐5~10分钟，有助于缓解上肢痹痛。④刮痧：从上向下刮拭3~5分钟，有助于缓解黄疸、胁痛。

少海

青灵

极泉

肱骨内上髁

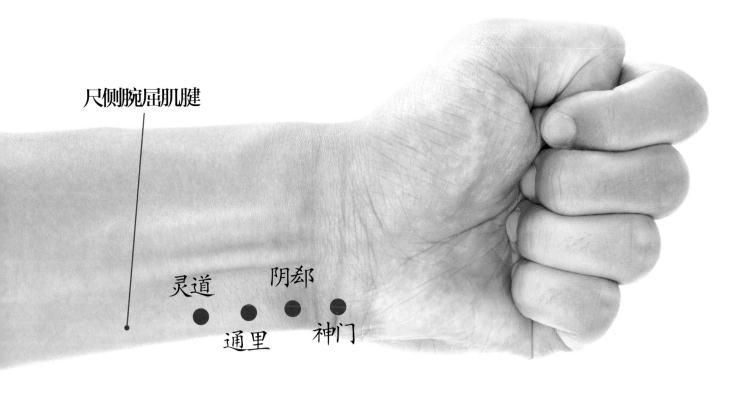

尺侧腕屈肌腱

灵道
阴郄
通里
神门

少海 HT3

【　主　治　】心痛、癫狂、善笑、痫证、肘臂挛痛、麻木等。

【精准定位】在肘前区，横平肘横纹，肱骨内上髁前缘。

【快速取穴】屈肘呈90°，肘横纹内侧端凹陷处即是。

【　配　伍　】手颤、肘臂疼痛：少海配后溪。

【一穴多用】①按摩：用拇指按揉或弹拨少海，有助于缓解前臂麻木。②艾灸：用艾条温和灸5~20分钟，有助于缓解高尔夫球肘、心痛等。③刮痧：从上向下刮拭3~5分钟，有助于缓解心痛、健忘、手臂麻木或震颤。

灵道 HT4

【　主　治　】心痛、手麻不仁等。

【精准定位】在前臂前区，腕掌侧远端横纹上1.5寸，尺侧腕屈肌腱的桡侧缘。

【快速取穴】先找到神门(HT7)，再向上2横指处即是。

【　配　伍　】心痛：灵道配心俞。

【一穴多用】①按摩：用拇指按揉或弹拨灵道，有助于缓解前臂疼痛。②艾灸：用艾条温和灸5~20分钟，有助于缓解心痛、前臂冷痛。③刮痧：从上向下刮拭3~5分钟，有助于缓解心痛、干呕、暴喑不能言。

LU 肺经

LI 大肠经

ST 胃经

SP 脾经

HT 心经

SI 小肠经

BL 膀胱经

KI 肾经

PC 心包经

TE 三焦经

GB 胆经

LR 肝经

GV 督脉穴

CV 任脉穴

EX
经外奇穴

通里 HT5

【主　　治】心痛、头痛、头昏、盗汗等。

【精准定位】在前臂前区，腕掌侧远端横纹上1寸，尺侧腕屈肌腱的桡侧缘。

【快速取穴】用力握拳，神门(HT7)向上，从腕掌侧远端横纹向上1横指处即是。

【配　　伍】癫痫：通里配灵道、阴郄。

【一穴多用】①按摩：用拇指按揉或弹拨通里，有助于缓解前臂麻木、心悸。②艾灸：用艾条温和灸5~20分钟，有助于缓解心痛、失眠、崩漏等。③刮痧：从上向下刮拭3~5分钟，有助于缓解心痛、健忘、癫痫、盗汗。

阴郄 HT6

【主　　治】心痛、盗汗、失语等。

【精准定位】在前臂前区，腕掌侧远端横纹上0.5寸，尺侧腕屈肌腱的桡侧缘。

【快速取穴】用力握拳，神门(HT7)向上，从腕横纹向上半横指处即是。

【配　　伍】冠心病：阴郄配内关、心俞。

【一穴多用】①按摩：用拇指按揉或弹拨阴郄，有助于缓解前臂麻木、心悸。②艾灸：用艾条温和灸5~20分钟，有助于缓解心痛、吐血、衄血。③刮痧：从上向下刮拭3~5分钟，有助于缓解骨蒸潮热、盗汗、惊悸。

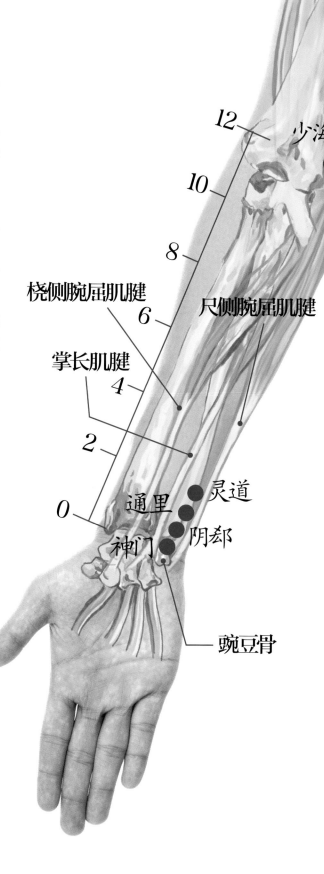

12　少海

10

8

桡侧腕屈肌腱

尺侧腕屈肌腱

6

掌长肌腱

4

2

0

通里　灵道

神门　阴郄

豌豆骨

神门 HT7

【主　　治】心烦、失眠、头痛、头晕、心痛、心悸、目眩、手臂疼痛、麻木等。

【精准定位】在腕前区，腕掌侧远端横纹尺侧端，尺侧腕屈肌腱的桡侧缘。

【快速取穴】伸臂仰掌，腕掌侧横纹尺侧，肌腱的桡侧缘处即是。

【配　　伍】健忘、失眠：神门配支正。

【一穴多用】①按摩：用拇指按揉或弹拨神门，有助于缓解前臂麻木、失眠、健忘。②艾灸：用艾条温和灸5~20分钟，有助于缓解失眠、健忘、癫狂。③刮痧：从上向下刮拭3~5分钟，有助于缓解心悸、怔忡、失眠。

少府 HT8

【主　　治】心悸、胸痛、善笑、悲恐、善惊、掌中热、臂神经痛等。

【精准定位】在手掌，横平第5掌指关节近端，第4、5掌骨之间。

【快速取穴】半握拳，小指切压掌心第1横纹上，小指尖所指处即是。

【配　　伍】心悸：少府配内关。

【一穴多用】①按摩：用拇指按揉或弹拨少府，有助于缓解手掌麻木、失眠、健忘。②艾灸：用艾条温和灸5~20分钟，有助于缓解小便不利。③刮痧：从掌根向指尖刮拭3~5分钟，有助于缓解痈疡、阴痛、心烦。

少冲 HT9

【主　　治】癫狂、热病等。

【精准定位】在手指，小指末节桡侧，指甲根角侧上方0.1寸(指寸)。

【快速取穴】伸小指，沿指甲底部与指甲桡侧引线交点处即是。

【配　　伍】昏迷：少冲配太冲、中冲。

【一穴多用】①按摩：用拇指指尖掐按少冲，有助于缓解热病昏厥。②艾灸：用艾条温和灸5~20分钟，有助于缓解癫狂。③刺血：手指麻木、心痛者，可用三棱针在少冲点刺放血1~2毫升。④刮痧：从手指近端向远端刮拭3~5分钟，有助于缓解身热、心痛等。

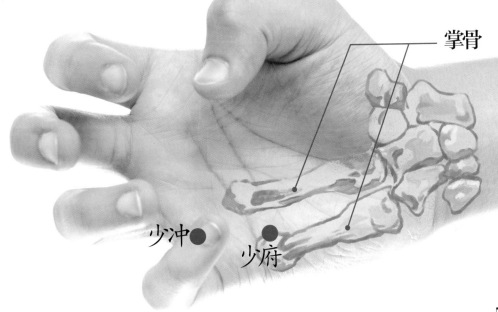

掌骨

少冲

少府

第七章 手太阳小肠经经穴

手太阳小肠经在手小指与手少阴心经相衔接,联系的脏腑器官有咽、横膈、胃、心、小肠、耳、目内外眦,在目内眦与足太阳膀胱经相接。心与小肠相表里,如果心脏有问题,小肠经就先有征兆,所以,手太阳小肠经是"反映心脏能力的镜子"。

经穴歌诀

手太阳经小肠穴,少泽先行小指末,

前谷后溪腕骨间,阳谷须同养老列,

支正小海上肩贞,臑俞天宗秉风合,

曲垣肩外复肩中,天窗循次上天容,

此经穴数一十九,还有颧髎入听宫。

小肠经上潜伏的疾病

小肠经发生病变时,主要表现为以下疾病。

经络症:耳聋、目黄、口疮、咽痛、下颌和颈部肿痛,以及经脉所过部位的疼痛。

脏腑症:绕脐痛、心烦心闷、头顶痛坠、腰脊痛引、睾丸疝气、小便赤涩、尿闭、血尿、自汗不止。

亢进热证时症状:颈、后脑、太阳穴至耳疼痛,肚脐与下腹部疼痛,后肩胛至臂外后廉疼痛。

衰弱寒证时症状:颌、颈水肿,耳鸣,听力减退,呕吐,腹泻,手足怕冷。

保养小肠经的最佳时间

小肠经位于肩部和手臂阳面(外侧),午餐后沿着经脉循行路线拍打所经过的穴位能起到不错的效果,肩部可请家人帮助按揉,但要注意力度。每次按揉5~10分钟即可。颈肩痛患者可着重按揉后溪,老年人可多按揉养老。一般人也可每日早晚轻柔敲按2~3次。

未时(13:00~15:00)小肠经当令,是保养小肠的最佳时段。此时多喝水、喝茶有利于小肠排毒。午餐最好在13:00之前吃完,这样才能在小肠精力最旺盛的时候把营养物质都吸收进入人体。午饭一定要吃好,饮食的营养价值要高,要精,要丰富。

保养禁忌

午餐最好在13:00之前吃完,有利于消化吸收。

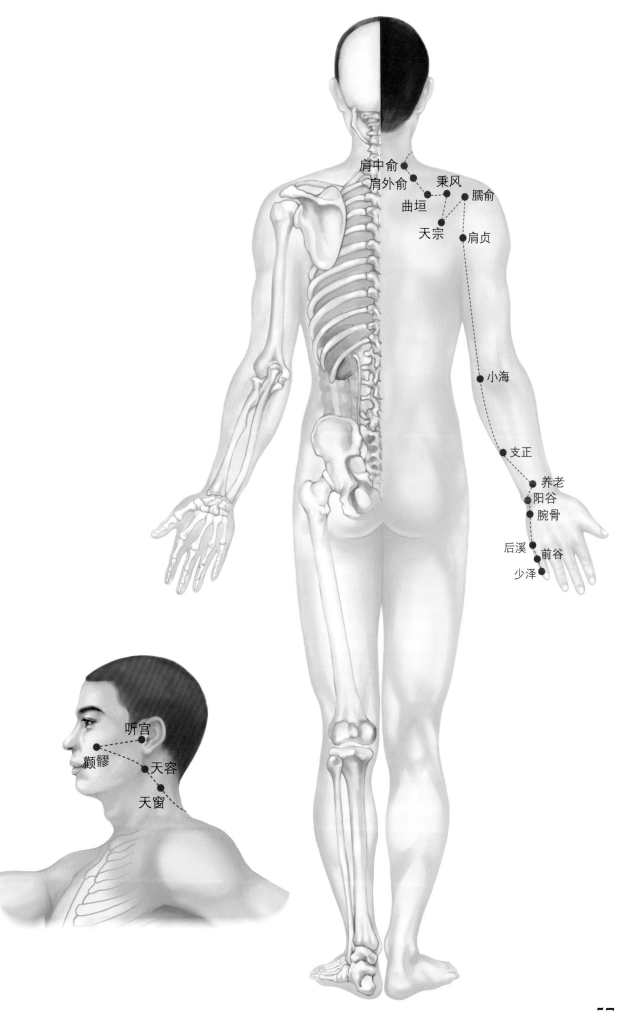

肩中俞
肩外俞
秉风
臑俞
曲垣
天宗
肩贞
小海
支正
养老
阳谷
腕骨
后溪
前谷
少泽

听宫
颧髎
天容
天窗

少泽 SI1

【主　　治】目生翳膜、产后缺乳等。

【精准定位】在手指,小指末节尺侧,指甲根角侧上方 0.1 寸(指寸)。

【快速取穴】伸小指,沿指甲底部与指尺侧引线交点处即是。

【配　　伍】热病、昏迷、休克:少泽配人中。

【一穴多用】①按摩:用拇指指尖掐按少泽,有助于缓解热病。②艾灸:用艾条温和灸
5~20 分钟,有助于缓解心痛。③刺血:用三棱针在少泽点刺放血 1~2 毫升,
可缓解乳痛、产后缺乳。④刮痧:从手指近端向远端刮拭 3~5 分钟,有助
于缓解心痛、咽喉肿痛等。

前谷 SI2

【主　　治】头项急痛、颈项不得回顾、臂痛不得举等。

【精准定位】在手指,第 5 掌指关节尺侧远端赤白肉际凹陷中。

【快速取穴】握拳,小指掌指关节前有一皮肤皱襞突起,其尖
端处即是。

【配　　伍】耳鸣:前谷配耳门、翳风。

【一穴多用】①按摩:用拇指指尖掐按前谷,有助于缓解热
病、癫狂。②艾灸:用艾条温和灸 5~20 分钟,
有助于缓解鼻塞、颈项强痛。

后溪 SI3

【主　　治】头项急痛、颈项不得回顾、颈肩
部疼痛、疟疾、黄疸。

【精准定位】在手内侧,第 5 掌指关节尺侧近
端赤白肉际凹陷中。

【快速取穴】握拳,小指掌指关节后有一皮肤
皱襞突起,其尖端处即是。

【配　　伍】颈项强直、落枕:后溪配天柱。

【一穴多用】①按摩:用拇指指尖掐按后溪,
有助于缓解落枕。②艾灸:用艾
条温和灸 5~20 分钟,有助于缓
解鼻塞、颈项强痛。③刮痧:从
手指近端向远端刮拭 3~5 分钟,
有助于缓解颈项强痛、耳鸣等。

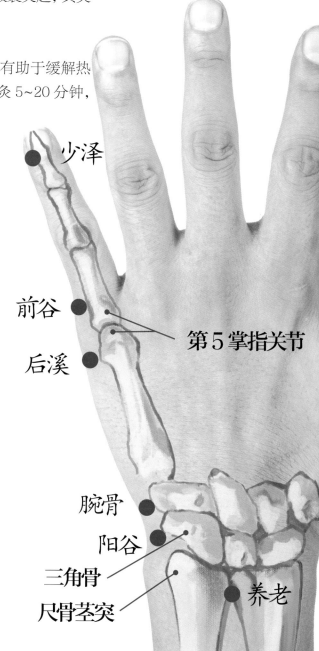

少泽

前谷

后溪

第 5 掌指关节

腕骨

阳谷

三角骨

尺骨茎突

养老

腕骨 SI4

【主　治】黄疸、糖尿病等。

【精准定位】在腕区，第5掌骨底与三角骨之间的赤白肉际凹陷。

【快速取穴】微握拳，掌心向下，由后溪（SI3）向腕部推，摸到两骨结合凹陷处即是。

【配　伍】脑卒中后遗症：腕骨配合谷。

【一穴多用】①按摩：用拇指指尖掐按腕骨，有助于缓解手腕痛。②艾灸：用艾条温和灸5～20分钟，有助于缓解颈项强痛。③刮痧：从上向下刮拭3～5分钟，有助于缓解颈项强痛、惊风、目翳等。

阳谷 SI5

【主　治】头痛，臂、腕外侧痛等。

【精准定位】在腕后区，尺骨茎突与三角骨之间的凹陷中。

【快速取穴】位于尺骨茎突远端凹陷中。

【配　伍】腕关节痛：阳谷配阳溪、阳池。

【一穴多用】①按摩：用拇指指尖掐按阳谷，有助于缓解手腕痛。②艾灸：用艾条温和灸5～20分钟，有助于缓解牙痛、肩痛。③刮痧：从上向下刮拭3～5分钟，有助于缓解疥疮、热病无汗等。

养老 SI6

【主　治】目视不明、急性腰痛等。

【精准定位】在前臂后区，腕背横纹上1寸，尺骨头桡侧凹陷中。

【快速取穴】屈腕掌心向胸，沿小指侧隆起高骨往桡侧推，触及一骨缝处即是。

【配　伍】目视不明：养老配太冲。

【一穴多用】①按摩：用拇指指尖掐按养老，有助于缓解急性腰扭伤。②艾灸：用艾条温和灸5～20分钟，有助于缓解耳鸣、耳聋、视物模糊等。③拔罐：用火罐留罐5～10分钟，有助于缓解前臂疼痛。④刮痧：从上向下刮拭3～5分钟，有助于缓解耳鸣、耳聋。

支正 SI7

【主　治】腰背酸痛、四肢无力等。

【精准定位】在前臂后区，腕背侧远端横纹上5寸，尺骨尺侧与尺侧腕屈肌之间。

【快速取穴】屈肘，取阳谷（SI5）与小海（SI8）连线中点，向阳谷（SI5）侧上1横指处即是。

【配　伍】面颊黄褐斑：支正配血海。

【一穴多用】①按摩：用拇指指尖掐按支正200次，有助于缓解前臂疼痛。②艾灸：用艾条温和灸5～20分钟，有助于缓解健忘、疥疮、黄褐斑等。③拔罐：用火罐留罐5～10分钟，有助于缓解头痛、前臂痛、颈项痛。④刮痧：从上向下刮拭3～5分钟，有助于缓解糖尿病、癫狂。

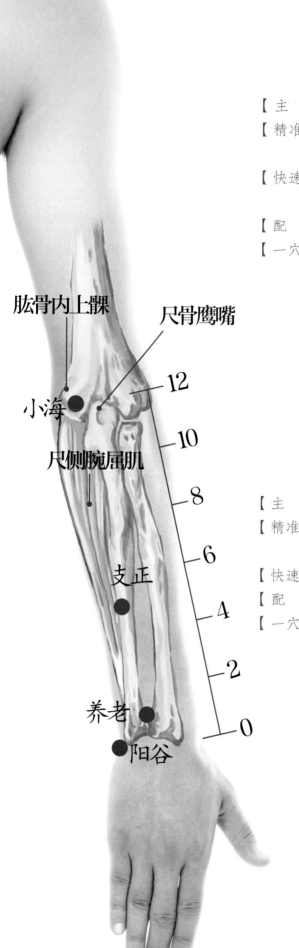

小海 SI8

【主　　治】癫狂、痫证等。

【精准定位】在肘后区，尺骨鹰嘴与肱骨内上髁之间凹陷中。

【快速取穴】屈肘，肘尖最高点与肘部内侧高骨最高点间的凹陷处即是。

【配　　伍】肘臂疼痛：小海配手三里。

【一穴多用】①按摩：用拇指指尖掐按小海 200 次，有助于缓解前臂疼痛、麻木。

②艾灸：用艾条温和灸 5~20 分钟，有助于缓解疥疮、颊肿、高尔夫球肘等。

③拔罐：用火罐留罐 5~10 分钟，有助于缓解前臂痛、肘痛、颈项痛。

④刮痧：从上向下刮拭 3~5 分钟，有助于缓解癫狂、耳鸣、耳聋。

肩贞 SI9

【主　　治】肩胛痛、手臂麻痛等。

【精准定位】在肩胛区，肩关节后下方，腋后纹头直上 1 寸。

【快速取穴】正坐垂臂，从腋后纹头向上 1 横指处。

【配　　伍】肩周炎：肩贞配肩髃、肩髎。

【一穴多用】①按摩：用拇指指尖掐按肩贞 200 次，每天坚持，有助于缓解肩周炎。

②艾灸：用艾条温和灸 5~20 分钟，有助于缓解肩周炎、瘰疬等。

③拔罐：用火罐留罐 5~10 分钟，有助于缓解肩周炎、颈项痛。

④刮痧：从上向下刮拭 3~5 分钟，有助于缓解热病、耳鸣、耳聋。

60　经络穴位标准图册

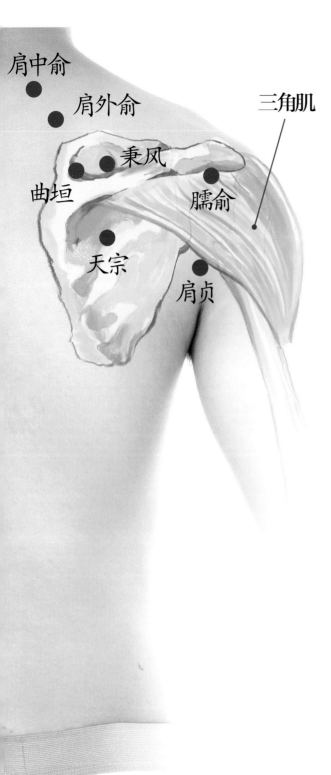

肩中俞

肩外俞

三角肌

秉风

曲垣

臑俞

天宗

肩贞

臑俞 SI10

【主　　治】肩臂酸痛无力、肩肿、颈项瘰疬等。

【精准定位】在肩胛区,腋后纹头直上,肩胛冈下缘凹陷中。

【快速取穴】手臂内收,腋后纹末端肩贞(SI9)向上推至肩胛冈下缘处即是。

【配　　伍】乳痈:臑俞配肩井。

【一穴多用】①按摩:用拇指指尖掐按臑俞 200 次,有助于缓解肩周炎。

②艾灸:用艾条温和灸 5~20 分钟,有助于缓解肩周炎、瘰疬等。

③拔罐:用火罐留罐 5~10 分钟,有助于缓解肩部疼痛。

④刮痧:从上向下刮拭 3~5 分钟,有助于缓解肩周炎、瘰疬等。

天宗 SI11

【主　　治】肩胛痛、乳痈等。

【精准定位】在肩胛区,肩胛冈中点与肩胛骨下角连线上 1/3 与下 2/3 交点凹陷中。

【快速取穴】以对侧手,由颈下过肩,手伸向肩胛骨处,中指指腹所在处即是。

【配　　伍】肩胛疼痛:天宗配秉风。

【一穴多用】①按摩:用拇指按揉天宗 200 次,有助于缓解肩背疼痛。

②艾灸:用艾条温和灸 5~20 分钟,有助于缓解咳喘、肩胛痛。

③拔罐:用火罐留罐 5~10 分钟,或在肩胛区连续走罐 5 分钟,有助于缓解肩背痛、肘臂外后侧痛等。

④刮痧:从上向下刮拭 3~5 分钟,有助于缓解乳痈。

LU 肺经

LI 大肠经

ST 胃经

SP 脾经

HT 心经

SI 小肠经

BL 膀胱经

KI 肾经

PC 心包经

TE 三焦经

GB 胆经

LR 肝经

GV 督脉穴

CV 任脉穴

EX
经外奇穴

秉风 SI12

【主　治】肩胛疼痛不举等。

【精准定位】在肩胛区，肩胛冈中点上方冈上窝中。

【快速取穴】手臂内收，天宗（SI11）直上，肩胛冈上缘凹陷处即是。

【配　伍】上肢不遂：秉风配天宗。

【一穴多用】①按摩：用拇指按揉秉风200次，有助于缓解肩背疼痛。
②艾灸：用艾条温和灸5~20分钟，有助于缓解咳喘、肩胛痛。

曲垣 SI13

【主　治】肩胛拘挛疼痛、肩胛疼痛不举、上肢酸麻、咳嗽等。

【精准定位】在肩胛区，肩胛冈内侧端上缘凹陷中。

【快速取穴】后颈部最突起椎体往下数2个椎骨为第2胸椎棘突，与臑俞（SI10）连线中点处即是。

【配　伍】肩背疼痛：曲垣配天宗。

【一穴多用】①按摩：用拇指按揉曲垣200次，有助于缓解肩背疼痛。
②艾灸：用艾条温和灸5~20分钟，有助于缓解肩胛痛。

肩外俞 SI14

【主　治】肩背酸痛、颈项僵硬、上肢冷痛等。

【精准定位】在脊柱区，第1胸椎棘突下，后正中线旁开3寸。

【快速取穴】后颈部最突起椎体往下数1个椎骨的棘突下，旁开4横指处即是。

【配　伍】肩背疼痛：肩外俞配大椎。

【一穴多用】①按摩：用拇指按揉肩外俞200次，有助于缓解颈项强痛。
②艾灸：用艾条温和灸5~20分钟，有助于缓解前臂冷痛。

肩中俞 SI15

【主　治】咳嗽、肩背酸痛、颈项僵硬等。

【精准定位】在脊柱区，第7颈椎棘突下，后正中线旁开2寸。

【快速取穴】低头，后颈部最突起椎体旁开3横指处即是。

【配　伍】肩背疼痛：肩中俞配肩外俞。

【一穴多用】①按摩：用拇指按揉肩中俞200次，有助于缓解颈项强痛。
②艾灸：用艾条温和灸5~20分钟，有助于缓解咳嗽、气喘。

天窗 SI16

【主　　治】咽喉肿痛、暴喑不能言等。

【精准定位】在颈部，横平喉结，胸锁乳突肌的后缘。

【快速取穴】仰头，从耳下向喉咙中央走行的绷紧的肌肉后缘与喉结相平处即是。

【配　　伍】颈项强痛：天窗配列缺。

【一穴多用】按摩：用拇指按揉天窗200次，有助于缓解颈项强痛。

天容 SI17

【主　　治】咽喉肿痛、头项痛肿等。

【精准定位】在颈部，下颌角后方，胸锁乳突肌的前缘凹陷中。

【快速取穴】耳垂下方的下颌角后方凹陷处即是。

【配　　伍】咽喉肿痛：天容配少商。

【一穴多用】按摩：用拇指按揉天容200次，有助于缓解颈项强痛、呕吐。

颧髎 SI18

【主　　治】面痛、眼睑𥆧动、口㖞、牙龈肿痛等。

【精准定位】在面部，颧骨下缘，目外眦直下凹陷中。

【快速取穴】在面部，颧骨最高点下缘凹陷处即是。

【配　　伍】口㖞：颧髎配地仓、颊车。

【一穴多用】按摩：用拇指按揉颧髎200次，有助于缓解面肿。

听宫 SI19

【主　　治】耳鸣、耳聋、中耳炎等。

【精准定位】在面部，耳屏正中与下颌骨髁突之间的凹陷中。

【快速取穴】微张口，耳屏与下颌骨髁突之间凹陷处即是。

【配　　伍】耳鸣、耳聋：听宫配翳风、中渚。

【一穴多用】按摩：用拇指按揉听宫200次，有助于缓解耳鸣、耳聋。

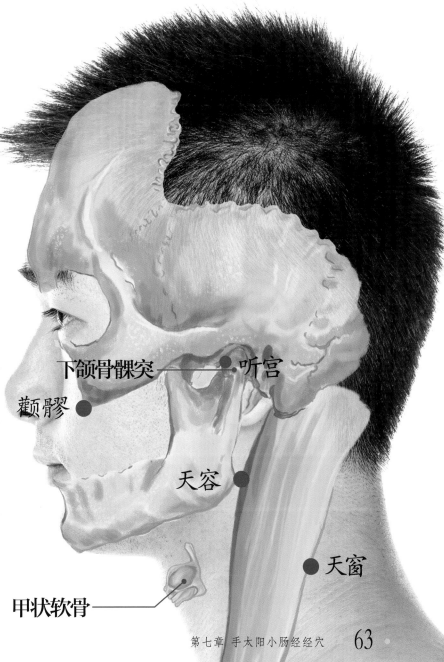

下颌骨髁突 —— 听宫

颧髎

天容

天窗

甲状软骨 ——

第八章 足太阳膀胱经经穴

足太阳膀胱经在内眼角与手太阳小肠经衔接，联系的脏腑器官有目、耳、脑，属膀胱，络肾，在足小趾与足少阴肾经相接。膀胱经从头走到足，是人体穴位最多的一条经络，也是通达全身的通道。

经穴歌诀

六十七穴足太阳，睛明目内红肉藏，
攒竹眉冲与曲差，五处一五上承光，
通天络却下玉枕，天柱发际大筋上，
大杼风门肺厥阴，心俞督俞膈俞当，
肝胆脾胃具挨次，三焦肾俞海大肠，
关元小肠到膀胱，中膂白环寸半量，
上次中下四髎穴，一空一空骶孔藏，
会阳尾骨外边取，附分脊背第二行，
魄户膏肓神堂寓，𧭣𧭣膈关魂门详，
阳纲意舍胃仓随，肓门志室至胞肓，
二十一椎秩边是，承扶臀股纹中央，
殷门浮郄委阳至，委中合阳承筋量，
承山飞扬跗阳继，昆仑仆参申脉堂，
金门京骨束骨跟，通谷至阴小趾旁。

膀胱经上潜伏的疾病

膀胱经发生病变时，主要表现为以下疾病。

经络症：膀胱经虚寒则容易怕风怕冷、流鼻涕，经脉循行部位如项、背、腰、小腿疼痛及运动障碍。

脏腑症：小便不利、遗尿、尿浊、尿血；膀胱气绝则遗尿，目反直视。

亢进热证时症状：泌尿生殖器疾病、后背肌肉强直酸痛、脊椎部酸痛、下肢痉挛疼痛。

衰弱寒证时症状：尿少、生殖器肿胀、背部肌肉胀痛、四肢倦重无力、眩晕、腰背无力。

保养膀胱经的最佳时间

膀胱经从头顶到足部左右共134穴，可用双手拇指和食指捏住脊柱两边肌肉尽可能从颈椎一直推到尾骨，然后十指并拢，按住脊柱向上推回到开始的位置；腿部的膀胱经穴位可用点揉或敲打的方式充分刺激。每次反复推几遍。

申时（15：00~17：00）膀胱经当令，膀胱经最旺。膀胱负责贮藏水液和津液，水液排出体外，津液循环在体内，此时宜适时饮水，适当活动，有助于体内津液循环。

保养禁忌

饮水后一定不要憋小便，否则不利于排毒。另外，午时睡个午觉，有利于保证申时精力充沛。

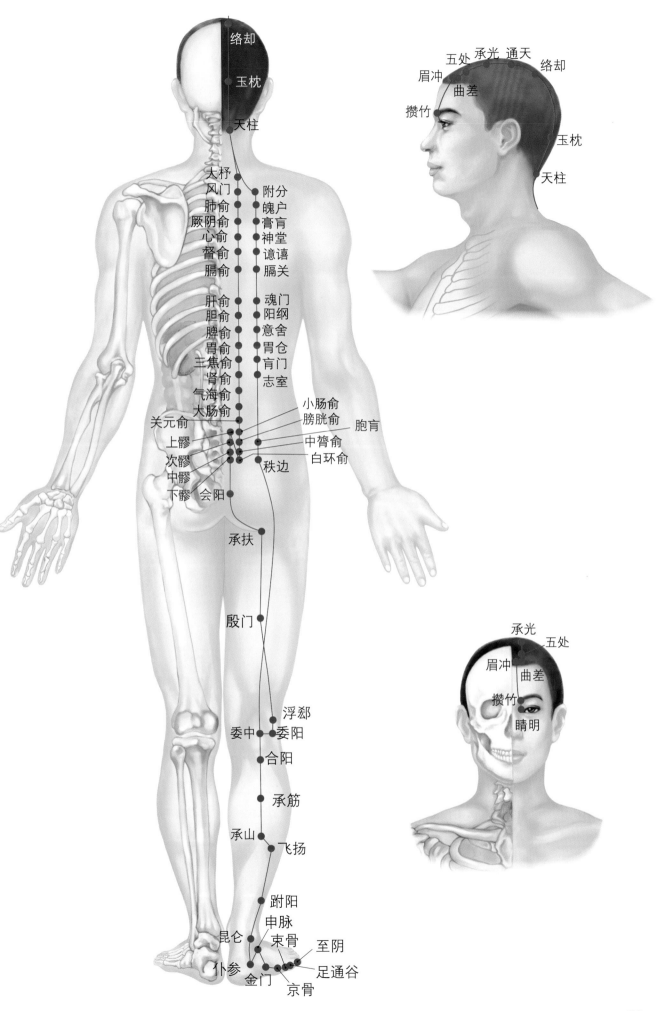

络却
玉枕
天柱

大杼
风门
肺俞
厥阴俞
心俞
督俞
膈俞

肝俞
胆俞
脾俞
胃俞
三焦俞
肾俞
气海俞
大肠俞

关元俞
上髎
次髎
中髎
下髎

会阳

附分
魄户
膏肓
神堂
譩譆
膈关

魂门
阳纲
意舍
胃仓
肓门
志室

小肠俞
膀胱俞
胞肓
中膂俞
白环俞

秩边

承扶

殷门

浮郄
委中
委阳
合阳

承筋

承山
飞扬

跗阳
申脉
昆仑
束骨
至阴
足通谷
仆参
金门
京骨

五处 承光 通天
眉冲 络却
曲差
攒竹
玉枕
天柱

承光
五处
眉冲
曲差
攒竹
睛明

LU 肺经

LI 大肠经

ST 胃经

SP 脾经

HT 心经

SI 小肠经

BL 膀胱经

KI 肾经

PC 心包经

TE 三焦经

GB 胆经

LR 肝经

GV 督脉穴

CV 任脉穴

EX
经外奇穴

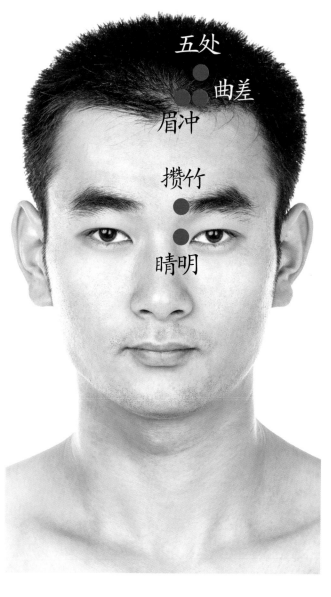

睛明 BL1

【主　　治】目赤肿痛、迎风流泪、内眦痒痛、目视不明、近视等。

【精准定位】在面部，目内眦内上方眶内侧壁凹陷中。

【快速取穴】正坐合眼，手指置于内侧眼角稍上方，按压有一凹陷处即是。

【配　　伍】目视不明：睛明配光明。

【一穴多用】按摩：用拇指或中指按揉睛明 200 次，有助于防治眼部疾患。

攒竹 BL2

【主　　治】头痛、眉棱骨痛、口眼㖞斜、目赤肿痛、迎风流泪、近视、目视不明、膈肌痉挛等。

【精准定位】在面部，眉头凹陷中，额切迹处。

【快速取穴】皱眉，眉毛内侧端有一凹陷处即是。

【配　　伍】呃逆：攒竹配内关。

【一穴多用】按摩：用拇指指尖掐揉攒竹 200 次，有助于缓解眼部疾病。

眉冲 BL3

【主　　治】眩晕、头痛、目视不明等。

【精准定位】在头部，额切迹直上入发际 0.5 寸。

【快速取穴】手指自眉毛（攒竹）向上推，入发际半横指处按压有痛感处。

【配　　伍】头痛：眉冲配太阳。手指自眉毛（攒竹）向上推，入发际半横指处按压有痛感处。

【一穴多用】①按摩：用拇指指尖掐揉眉冲 200 次，有助于缓解眩晕、头痛。

②刮痧：从下向上刮拭 3~5 分钟，有助于缓解眩晕、目视不明等。

曲差 BL4

【主　治】头痛、鼻塞、鼻出血等。

【精准定位】在头部，前发际正中直上 0.5 寸，旁开 1.5 寸。

【快速取穴】前发际正中直上半横指，再旁开正中线 2 横指处即是。

【配　伍】头痛、鼻塞：曲差配合谷。

【一穴多用】①按摩：用拇指指尖掐揉曲差 200 次，有助于缓解眩晕、头痛。②刮痧：从下向上刮拭 3~5 分钟，有助于缓解头痛、身热无汗、鼻塞、咳喘等。

五处 BL5

【主　治】小儿惊风、头痛、目眩、目视不明等。

【精准定位】在头部，前发际正中直上 1 寸，旁开 1.5 寸。

【快速取穴】前发际正中直上 1 横指，再旁开 2 横指处即是。

【配　伍】头痛、目眩：五处配合谷。

【一穴多用】①按摩：用拇指或中指按揉五处 200 次，有助于缓解头痛。②艾灸：用艾条温和灸 5~20 分钟，有助于缓解目眩、视物不清。③刮痧：从前向后刮拭 3~5 分钟，有助于缓解癫痫、小儿惊风等。

承光 BL6

【主　治】头痛、目痛、目眩、目视不明等。

【精准定位】在头部，前发际正中直上 2.5 寸，旁开 1.5 寸。

【快速取穴】前发际正中直上 3 横指，再旁开 2 横指处即是。

【配　伍】头痛：承光配百会。

【一穴多用】①按摩：用拇指或中指按揉承光 200 次，有助于缓解头痛、目眩。②艾灸：用艾条温和灸 5~20 分钟，有助于缓解呕吐。③刮痧：从前向后刮拭 3~5 分钟，有助于缓解鼻塞、视物不清等。

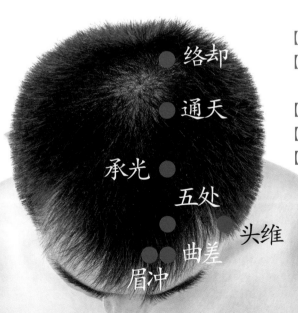

通天 BL7

【主　治】头痛、头重等。

【精准定位】在头部，前发际正中直上 4 寸，旁开 1.5 寸。

【快速取穴】取承光（BL6）直上 2 横指处即是。

【配　伍】鼻疾：通天配迎香、合谷。

【一穴多用】①按摩：用拇指或中指按揉通天 200 次，有助于缓解头痛、头重、眩晕。②艾灸：用艾条温和灸 5~20 分钟，有助于治疗瘿气、面肿、口眼㖞斜。③刮痧：从前向后刮拭 3~5 分钟，有助于缓解鼻塞、鼻渊等。

LU 肺经

LI 大肠经

ST 胃经

SP 脾经

HT 心经

SI 小肠经

BL 膀胱经

KI 肾经

PC 心包经

TE 三焦经

GB 胆经

LR 肝经

GV 督脉穴

CV 任脉穴

EX
经外奇穴

络却 BL8

【主　　治】眩晕、癫狂、痫证、鼻塞、目视不明、项肿、瘿瘤等。

【精准定位】在头部，前发际正中直上 5.5 寸，旁开 1.5 寸。

【快速取穴】承光 (BL6) 直上 4 横指处即是。

【配　　伍】头晕：络却配风池。

【一穴多用】按摩：用食指指腹按压络却，每次 3 分钟左右，可缓解眩晕。

玉枕 BL9

【主　　治】头痛等。

【精准定位】在头部，横平枕外隆凸上缘，后发际正中旁开 1.3 寸。

【快速取穴】沿后发际正中向上轻推，枕骨旁开 2 横指，在骨性隆起的外上缘一凹陷处即是。

【配　　伍】头颈痛：玉枕配大椎。

【一穴多用】①按摩：用拇指或中指按揉玉枕 200 次，有助于缓解头颈痛。②艾灸：用艾条温和灸 5~20 分钟，有助于缓解鼻塞、近视。③刮痧：从前向后刮拭 3~5 分钟，有助于缓解呕吐、恶风寒。

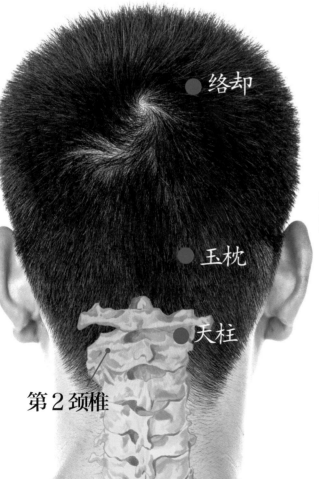

络却

玉枕

天柱

第 2 颈椎

天柱 BL10

【主　　治】头痛、颈项僵硬、肩背痛等。

【精准定位】在颈后区，横平第 2 颈椎棘突上际，斜方肌外缘凹陷中。

【快速取穴】正坐，触摸颈后两条大筋，在其外侧，后发际边缘可触及一凹陷处即是。

【配　　伍】头痛项强：天柱配大椎。

【一穴多用】①按摩：用拇指或中指按揉天柱 200 次，有助于缓解后头痛。②艾灸：用艾条温和灸 5~20 分钟，有助于缓解鼻塞、肩背痛。

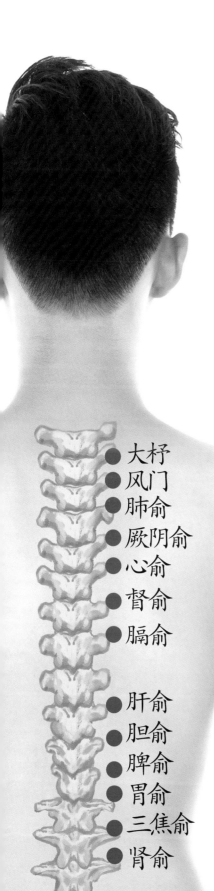

大杼
风门
肺俞
厥阴俞
心俞
督俞
膈俞
肝俞
胆俞
脾俞
胃俞
三焦俞
肾俞

大杼 BL11

【主　　治】颈项僵硬、肩背痛、喘息、胸胁支满等。

【精准定位】在脊柱区，第1胸椎棘突下，后正中线旁开1.5寸。

【快速取穴】低头屈颈，颈背交界处椎骨高突向下推1个椎体，下缘旁开2横指处即是。

【配　　伍】肩背痛：大杼配肩外俞。

【一穴多用】①按摩：用拇指按揉大杼200次，有助于缓解肩背疼痛。②艾灸：用艾条温和灸5~20分钟，有助于缓解咳嗽痰多。

风门 BL12

【主　　治】伤风咳嗽、发热头痛等。

【精准定位】在脊柱区，第2胸椎棘突下，后正中线旁开1.5寸。

【快速取穴】低头屈颈，颈背交界处椎骨高突向下推2个椎体，下缘旁开2横指处即是。

【配　　伍】咳嗽、气喘：风门配肺俞。

【一穴多用】①按摩：用拇指按揉风门200次，有助于缓解肩背疼痛。②艾灸：用艾条温和灸5~20分钟，有助于缓解咳嗽、头痛、鼻塞。③拔罐：用火罐留罐5~10分钟，或连续走罐5分钟，有助于缓解肩背痛、头痛、咳嗽等。④刮痧：从中间向外侧刮拭3~5分钟，有助于缓解发热、伤风等。

肺俞 BL13

【主　　治】咳嗽上气、胸满喘逆、脊背疼痛等。

【精准定位】在脊柱区，第3胸椎棘突下，后正中线旁开1.5寸。

【快速取穴】低头屈颈，颈背交界处椎骨高突向下推3个椎体，下缘旁开2横指处即是。

【配　　伍】感冒：肺俞配足三里、外关。

【一穴多用】①按摩：用拇指按揉肺俞200次，有助于防治肺部疾患。②艾灸：用艾条温和灸5~20分钟，有助于缓解咳嗽、气喘、胸满。③拔罐：用火罐留罐5~10分钟，或连续走罐5分钟，有助于缓解肩背痛、头痛、伤风等。④刮痧：从中间向外侧刮拭3~5分钟，有助于缓解发热、伤风等。

LU 肺经

LI 大肠经

ST 胃经

SP 脾经

HT 心经

SI 小肠经

BL 膀胱经

KI 肾经

PC 心包经

TE 三焦经

GB 胆经

LR 肝经

GV 督脉穴

CV 任脉穴

EX
经外奇穴

厥阴俞 BL14

【主　　治】心痛、心悸、胸闷等。

【精准定位】在脊柱区，第 4 胸椎棘突下，后正中线旁开 1.5 寸。

【快速取穴】低头屈颈，颈背交界处椎骨高突向下推 4 个椎体，下缘旁开 2 横指处即是。

【配　　伍】心痛、心悸：厥阴俞配内关。

【一穴多用】①按摩：用拇指按揉厥阴俞 200 次，有助于缓解心痛、心悸。
　　　　　　　②艾灸：用艾条温和灸 5~20 分钟，有助于缓解咳嗽、胸闷。

心俞 BL15

【主　　治】胸引背痛、心痛、心悸、癫狂、痫证、失眠、健忘、呕吐不食、噎膈、肩背痛、盗汗等。

【精准定位】在脊柱区，第 5 胸椎棘突下，后正中线旁开 1.5 寸。

【快速取穴】肩胛骨下角水平连线与脊柱相交处，上推 2 个椎体，正中线旁开 2 横指处即是。

【配　　伍】心痛、心悸：心俞配内关。

【一穴多用】①按摩：用拇指按揉心俞 200 次，有助于缓解心痛、心悸。
　　　　　　　②艾灸：用艾条温和灸 5~20 分钟，有助于缓解咳嗽、咯血、心痛。

督俞 BL16

【主　　治】心痛、腹痛、腹胀、肠鸣、呃逆等。

【精准定位】在脊柱区，第 6 胸椎棘突下，后正中线旁开 1.5 寸。

【快速取穴】肩胛骨下角水平连线与脊柱相交椎体处，往上推 1 个椎体，正中线旁开 2 横指处。

【配　　伍】心痛、胸闷：督俞配内关。

【一穴多用】按摩：用拇指按揉督俞 200 次，有助于缓解心痛、腹胀、腹痛。

膈俞 BL17

【主　　治】咯血、衄血、便血、心痛、心悸、胸痛、胸闷、呕吐、呃逆、盗汗、荨麻疹等。

【精准定位】在脊柱区，第 7 胸椎棘突下，后正中线旁开 1.5 寸。

【快速取穴】肩胛骨下角水平连线与脊柱相交椎体处，正中线旁开 2 横指处即是。

【配　　伍】呕吐、呃逆：膈俞配内关。

【一穴多用】按摩：用拇指按揉膈俞 200 次，有助于缓解多种血证。

肝俞 BL18

【主　　治】脘腹胀满、胸胁支满、吞酸吐食、目视不明、月经不调、闭经、痛经、头痛、眩晕等。

【精准定位】在脊柱区，第 9 胸椎棘突下，后正中线旁开 1.5 寸。

【快速取穴】肩胛骨下角水平连线与脊柱相交处，下推 2 个椎体，正中线旁开 2 横指处即是。

【配　　伍】胁痛：肝俞配支沟、阳陵泉。

【一穴多用】按摩：用拇指按揉肝俞 200 次，有助于缓解咳嗽、口苦。

胆俞 BL19

【主　治】黄疸、肺痨等。

【精准定位】在脊柱区，第10胸椎棘突下，后正中线旁开1.5寸。

【快速取穴】肩胛骨下角水平连线与脊柱相交处，下推3个椎体，正中线旁开2横指处即是。

【配　伍】胆道疾病：胆俞配太冲。

【一穴多用】按摩：用拇指按揉胆俞200次，有助于缓解胸满、口苦。

脾俞 BL20

【主　治】腹胀、呕吐、泄泻、痢疾、胃痛、吐血、便血、尿血、糖尿病等。

【精准定位】在脊柱区，第11胸椎棘突下，后正中线旁开1.5寸。

【快速取穴】肚脐水平线与脊柱相交椎体处，往上推3个椎体，正中线旁开2横指处即是。

【配　伍】呕吐：脾俞配中脘、足三里。

【一穴多用】按摩：用拇指按揉脾俞200次，有助于缓解呕吐、水肿、腹胀痛等。

胃俞 BL21

【主　治】胃脘痛、反胃、呕吐、肠鸣、泄泻、痢疾、小儿疳积等。

【精准定位】在脊柱区，第12胸椎棘突下，后正中线旁开1.5寸。

【快速取穴】肚脐水平线与脊柱相交椎体处，往上推2个椎体，正中线旁开2横指处即是。

【配　伍】胃痛：胃俞配中脘、梁丘。

【一穴多用】按摩：用拇指按揉胃俞200次，有助于缓解多种脾胃病。

三焦俞 BL22

【主　治】水肿、小便不利、遗尿、腹水、肠鸣泄泻等。

【精准定位】在脊柱区，第1腰椎棘突下，后正中线旁开1.5寸。

【快速取穴】肚脐水平线与脊柱相交椎体处，往上推1个椎体，正中线旁开2横指处即是。

【配　伍】肠鸣、腹胀：三焦俞配气海。

【一穴多用】按摩：用拇指按摩三焦俞200次，有助于缓解多种肠胃疾病。

肾俞 BL23

【主　治】遗精、阳痿、月经不调、白带、不孕、遗尿、小便不利、水肿、腰膝酸痛、耳鸣、耳聋等。

【精准定位】在脊柱区，第2腰椎棘突下，后正中线旁开1.5寸。

【快速取穴】肚脐水平线与脊柱相交椎体处，正中线旁开2横指处即是。

【配　伍】月经不调：肾俞配三阴交。

【一穴多用】按摩：用拇指按揉肾俞200次，有助于缓解遗精、阳痿、月经不调。

LU 肺经

LI 大肠经

ST 胃经

SP 脾经

HT 心经

SI 小肠经

BL 膀胱经

KI 肾经

PC 心包经

TE 三焦经

GB 胆经

LR 肝经

GV 督脉穴

CV 任脉穴

EX
经外奇穴

气海俞 BL24

【主　　治】痛经、痔疮、腰痛、遗精、阳痿、腰肌劳损等。
【精准定位】在脊柱区，第3腰椎棘突下，后正中线旁开1.5寸。
【快速取穴】肚脐水平线与脊柱相交椎体处，往下推1个椎体，正中线旁开2横指处即是。
【配　　伍】遗精：气海俞配三阴交。
【一穴多用】①按摩：用拇指按揉气海俞200次，有助于缓解痛经、腰痛、遗精、阳痿等。
　　　　　　②艾灸：用艾条温和灸5~20分钟，有助于缓解腰膝酸软、水肿、月经不调、痔疮等。

大肠俞 BL25

【主　　治】腹痛、腹胀、泄泻、肠鸣、便秘、痢疾、腰脊强痛等。
【精准定位】在脊柱区，第4腰椎棘突下，后正中线旁开1.5寸。
【快速取穴】两侧髂嵴高点连线与脊柱交点，旁开2横指处即是。
【配　　伍】便秘：大肠俞配气海、支沟。
【一穴多用】①按摩：用拇指按揉大肠俞200次，有助于缓解腹痛、肠鸣、泄泻、便秘等。
　　　　　　②艾灸：用艾条温和灸5~20分钟，有助于缓解泄泻、腰背酸冷等。

关元俞 BL26

【主　　治】腹胀、泄泻、便秘、小便不利、遗尿、腰痛、糖尿病等。
【精准定位】在脊柱区，第5腰椎棘突下，后正中线旁开1.5寸。
【快速取穴】两侧髂嵴高点连线与脊柱交点，往下推1个椎体，旁开2横指处即是。
【配　　伍】腹胀：关元俞配气海。
【一穴多用】①按摩：用拇指按揉关元俞200次，有助于缓解肠鸣、泄泻、便秘等。
　　　　　　②艾灸：用艾条温和灸5~20分钟，有助于缓解泄泻。

小肠俞 BL27

【主　　治】痢疾、泄泻、疝气、痔疾等。
【精准定位】在骶区，横平第1骶后孔，骶正中嵴旁开1.5寸。
【快速取穴】两侧髂嵴高点连线与脊柱交点，往下推2个椎体，旁开2横指处即是。
【配　　伍】腹胀、痢疾、便秘：小肠俞配天枢、足三里、上巨虚、关元。
【一穴多用】①按摩：用拇指按揉小肠俞200次，有助于缓解腹痛、便秘等。
　　　　　　②艾灸：用艾条温和灸5~20分钟，有助于缓解遗精、遗尿等。

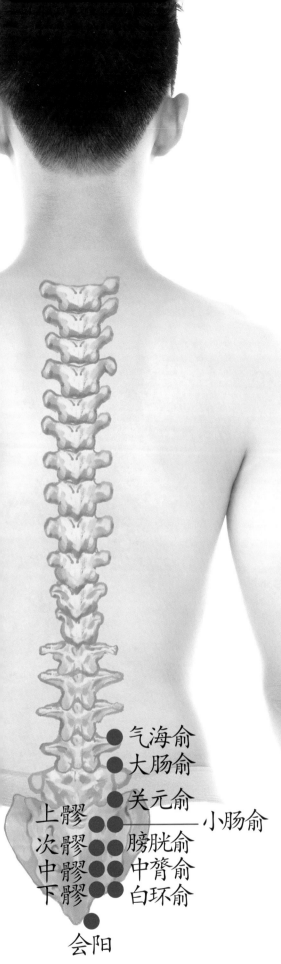

气海俞
大肠俞
关元俞
小肠俞
上髎
次髎
膀胱俞
中髎
中膂俞
下髎
白环俞
会阳

膀胱俞 BL28

【主　　治】小便赤涩、癃闭、遗尿、遗精等。

【精准定位】在骶区，横平第2骶后孔，骶正中嵴旁开1.5寸。

【快速取穴】两侧髂嵴高点连线与脊柱交点，往下推3个椎体，旁开2横指处即是。

【配　　伍】小便不利：膀胱俞配肾俞。

【一穴多用】按摩：用拇指按揉膀胱俞200次，有助于缓解遗精、遗尿、泄泻、便秘等。

中膂俞 BL29

【主　　治】腰脊强痛、糖尿病、疝气、痢疾等。

【精准定位】在骶区，横平第3骶后孔，骶正中嵴旁开1.5寸。

【快速取穴】两侧髂嵴高点连线与脊柱交点，往下推4个椎体，旁开2横指处即是。

【配　　伍】疝气：中膂俞配大敦。

【一穴多用】按摩：用拇指按揉中膂俞200次，有助于缓解腹痛、腰脊强痛等。

白环俞 BL30

【主　　治】白带、月经不调、疝气、遗精、腰腿痛等。

【精准定位】在骶区，横平第4骶后孔，骶正中嵴旁开1.5寸。

【快速取穴】两侧髂嵴高点连线与脊柱交点，往下推5个椎体，旁开2横指处即是。

【配　　伍】遗精、月经不调：白环俞配三阴交、肾俞。

【一穴多用】按摩：用拇指按揉白环俞200次，有助于缓解腰腿痛。

上髎 BL31

【主　　治】月经不调、带下、遗精、阳痿、二便不利、腰骶痛、腰膝酸软等。

【精准定位】在骶区，正对第1骶后孔中。

【快速取穴】四指分别按于骶骨第1至第4骶椎棘突上，向外移1横指，食指位置即是。

【配　　伍】小便不利：上髎配三阴交、中极。

【一穴多用】①按摩：用拇指按揉上髎200次，有助于缓解月经不调、遗精、阳痿等。②艾灸：用艾条温和灸5~20分钟，有助于缓解少腹虚寒等。

LU 肺经

LI 大肠经

ST 胃经

SP 脾经

HT 心经

SI 小肠经

BL 膀胱经

KI 肾经

PC 心包经

TE 三焦经

GB 胆经

LR 肝经

GV 督脉穴

CV 任脉穴

EX
经外奇穴

次髎 BL32

【主　　治】月经不调、带下、遗精、阳痿、二便不利、腰骶痛、腰膝酸软等。

【精准定位】在骶区，正对第 2 骶后孔中。

【快速取穴】同四指分别按于骶骨第 1 至第 4 骶椎棘突上，向外移 1 横指，中指位置即是。

【配　　伍】痛经、月经不调：次髎配关元、三阴交。

【一穴多用】①按摩：用拇指按揉次髎 200 次，有助于缓解月经不调、痛经。
　　　　　　②艾灸：用艾条温和灸 5~20 分钟，有助于缓解月经不调、痛经、少腹冷痛等。

中髎 BL33

【主　　治】月经不调、带下、遗精、阳痿、二便不利、腰骶痛、腰膝酸软等。

【精准定位】在骶区，正对第 3 骶后孔中。

【快速取穴】同四指分别按于骶骨第 1 至第 4 骶椎棘突上，向外移 1 横指，无名指位置即是。

【配　　伍】便秘：中髎配足三里。

【一穴多用】①按摩：用拇指按揉中髎 200 次，能缓解月经不调、赤白带下。
　　　　　　②艾灸：用艾条温和灸 5~20 分钟，可缓解月经不调、痛经、少腹冷痛、小便不利等。

下髎 BL34

【主　　治】月经不调、带下、遗精、阳痿、二便不利、腰骶痛、腰膝酸软等。

【精准定位】在骶区，正对第 4 骶后孔中。

【快速取穴】同四指分别按于骶骨第 1 至第 4 骶椎棘突上，向外移 1 横指，小指位置即是。

【配　　伍】腹痛：下髎配气海。

【一穴多用】①按摩：用拇指按揉下髎 200 次，有助于缓解便秘、泄泻。
　　　　　　②艾灸：用艾条温和灸 5~20 分钟，有助于缓解少腹冷痛、腰骶痛。

会阳 BL35

【主　　治】泄泻、痢疾、痔疾、便血、阳痿、带下等。

【精准定位】在骶区，尾骨端旁开 0.5 寸。

【快速取穴】顺着脊柱向下摸到尽头，旁开半个拇指处即是。

【配　　伍】痔疮：会阳配承山。

【一穴多用】①按摩：用拇指按揉会阳 200 次，有助于缓解阳痿。
　　　　　　②艾灸：用艾条温和灸 5~20 分钟，可用于缓解阳痿、带下异常等。

承扶 BL36

【主　治】腰、骶、臀、股部疼痛，下肢瘫痪，痔疮等。

【精准定位】在股后区，臀沟的中点。

【快速取穴】臀下横纹正中点，按压有酸胀感处即是。

【配　伍】腰骶疼痛：承扶配委中。

【一穴多用】①按摩：用拇指按揉或弹拨承扶200次，有助于缓解下肢疼痛。②艾灸：用艾条温和灸5~20分钟，有助于缓解下肢疼痛。

殷门 BL37

【主　治】腰、骶、臀、股部疼痛，下肢瘫痪等。

【精准定位】在股后区，臀沟下6寸，股二头肌与半腱肌之间。

【快速取穴】承扶（BL36）与膝盖后面凹陷中央的腘横纹中点连线，承扶（BL36）下2个4横指处即是。

【配　伍】腰痛：殷门配大肠俞。

【一穴多用】①按摩：用拇指按揉或弹拨殷门200次，有助于缓解下肢后侧疼痛。②艾灸：用艾条温和灸5~20分钟，有助于缓解下肢疼痛。③拔罐：用火罐留罐5~10分钟，有助于缓解下肢疼痛。④刮痧：从中间向外侧刮拭3~5分钟，有助于缓解腰腿痛、下肢疼痛。

14

12

10

8

6

4

2

0

承扶

半腱肌

殷门

股二头肌

浮郄

委中

委阳

LU 肺经
LI 大肠经
ST 胃经
SP 脾经
HT 心经
SI 小肠经
BL 膀胱经
KI 肾经
PC 心包经
TE 三焦经
GB 胆经
LR 肝经
GV 督脉穴
CV 任脉穴
EX 经外奇穴

浮郄 BL38

【主　　治】腰、骶、臀、股部疼痛，腘筋挛急，下肢瘫痪等。

【精准定位】在膝后区，腘横纹上 1 寸，股二头肌腱的内侧缘。

【快速取穴】先找到委阳 (BL39)，向上 1 横指处即是。

【配　　伍】下肢痿痹：浮郄配承山。

【一穴多用】①按摩：用拇指按揉或弹拨浮郄 200 次，有助于缓解膝关节痛。
②艾灸：用艾条温和灸 5~20 分钟，有助于缓解下肢膝关节疼痛。

委阳 BL39

【主　　治】小便淋沥、遗尿、癃闭、便秘等。

【精准定位】在膝部，腘横纹上，股二头肌腱的内侧缘。

【快速取穴】膝盖后面凹陷中央的腘横纹外侧，股二头肌腱内侧即是。

【配　　伍】小便不利：委阳配三焦俞、肾俞。

【一穴多用】①按摩：用拇指按揉或弹拨委阳 200 次，有助于缓解膝关节痛、癃闭、遗尿等。
②艾灸：用艾条温和灸 5~20 分钟，有助于缓解下肢膝关节疼痛、腹胀满、水肿等。
③拔罐：用火罐留罐 5~10 分钟，有助于缓解癃闭、水肿、下肢疼痛。
④刮痧：从中间向外侧刮拭 3~5 分钟，有助于缓解癃闭、水肿。

委中 BL40

【主　　治】腰脊痛、髀枢痛、风寒湿痹、半身不遂、脚弱无力、皮肤瘙痒、腹痛、吐泻等。

【精准定位】在膝后区，腘横纹中点。

【快速取穴】膝盖后面凹陷中央的腘横纹中点处即是。

【配　　伍】便血：委中配长强、上巨虚。

【一穴多用】①按摩：用拇指按揉或弹拨委中 200 次，有助于缓解腰痛、腹痛、头痛恶风寒等。
②艾灸：用艾条温和灸 5~20 分钟，有助于缓解腰腿痛、遗尿、小便不利等。

附分 BL41

【主　　治】肩背拘急疼痛，颈项强痛，肘臂麻木、疼痛等。

【精准定位】在脊柱区，第 2 胸椎棘突下，后正中线旁开 3 寸。

【快速取穴】低头屈颈，颈背交界处椎骨高突向下推 2 个椎体，下缘旁开 4 横指处即是。

【配　　伍】颈项强痛：附分配大椎。

【一穴多用】①按摩：用拇指按揉附分 200 次，有助于防治颈项肩背疼痛。
②艾灸：用艾条温和灸 5~20 分钟，有助于缓解颈项肩背疼痛。

附分
魄户
膏肓
神堂
谚语
膈关

魂门
阳纲
意舍
胃仓
肓门
志室

胞肓

秩边

魄户 BL42

【主　　治】肺痨、咳嗽、气喘、颈项僵硬、肩背痛等。

【精准定位】在脊柱区，第3胸椎棘突下，后正中线旁开3寸。

【快速取穴】低头屈颈，颈背交界处椎骨高突向下推3个椎体，下缘旁开4横指处即是。

【配　　伍】喘咳：魄户配天突、膻中。

【一穴多用】①按摩：用拇指按揉神堂200次，有助于缓解失眠、咳嗽。②艾灸：用艾条温和灸5~20分钟，有助于缓解咳嗽、气喘、气短。

膏肓 BL43

【主　　治】肺痨、咳嗽、气喘、盗汗、健忘、遗精等。

【精准定位】在脊柱区，第4胸椎棘突下，后正中线旁开3寸。

【快速取穴】低头屈颈，颈背交界处椎骨高突向下推4个椎体，下缘旁开4横指处即是。

【配　　伍】久咳：膏肓配肺俞。

【一穴多用】按摩：用拇指按揉膏肓200次，有助于缓解咳嗽、气喘。

神堂 BL44

【主　　治】心痛、心悸、失眠、健忘、肩背痛等。

【精准定位】在脊柱区，第5胸椎棘突下，后正中线旁开3寸。

【快速取穴】低头屈颈，颈背交界处椎骨高突向下推5个椎体，下缘旁开4横指处即是。

【配　　伍】胸闷：神堂配膻中。

【一穴多用】①按摩：用拇指按揉神堂200次，有助于缓解失眠、咳嗽。②艾灸：用艾条温和灸5~20分钟，有助于缓解胸闷、气短。

LU 肺经

LI 大肠经

ST 胃经

SP 脾经

HT 心经

SI 小肠经

BL 膀胱经

KI 肾经

PC 心包经

TE 三焦经

GB 胆经

LR 肝经

GV 督脉穴

CV 任脉穴

EX
经外奇穴

谚语 BL45

【主　　治】咳嗽、气喘、肩背痛、季肋痛等。

【精准定位】在脊柱区,第6胸椎棘突下,后正中线旁开3寸。

【快速取穴】肩胛骨下角水平连线与脊柱相交处,往上推1个椎体,正中线旁开4横指处即是。

【配　　伍】肩背痛:谚语配大椎、肩外俞。

【一穴多用】按摩:用拇指按揉谚语200次,有助于缓解肩背痛咳嗽、气喘。

膈关 BL46

【主　　治】饮食不下、呕吐、嗳气、胸中噎闷、脊背强痛等。

【精准定位】在脊柱区,第7胸椎棘突下,后正中线旁开3寸。

【快速取穴】肩胛骨下角水平连线与脊柱相交椎体处,正中线旁开4横指处即是。

【配　　伍】嗳气:膈关配内关。

【一穴多用】按摩:用拇指按揉膈关200次,有助于缓解嗳气、呃逆。

魂门 BL47

【主　　治】胸胁胀痛、饮食不下、呕吐、肠鸣泄泻、背痛等。

【精准定位】在脊柱区,第9胸椎棘突下,后正中线旁开3寸。

【快速取穴】肩胛骨下角水平连线与脊柱相交处,下推2个椎体,正中线旁开4横指处即是。

【配　　伍】胸胁痛:魂门配阳陵泉、支沟。

【一穴多用】①按摩:用拇指按揉魂门200次,有助于缓解呕吐、肠鸣泄泻。

　　　　　　②艾灸:用艾条温和灸5~20分钟,有助于缓解胸胁胀满。

阳纲 BL48

【主　　治】泄泻、黄疸、腹痛、肠鸣、糖尿病等。

【精准定位】在脊柱区,第10胸椎棘突下,后正中线旁开3寸。

【快速取穴】肩胛骨下角水平连线与脊柱相交处,下推3个椎体,正中线旁开4横指处即是。

【配　　伍】腹胀:阳纲配气海。

【一穴多用】①按摩:用拇指按揉阳纲200次,有助于缓解腹胀、肠鸣腹痛。

　　　　　　②艾灸:用艾条温和灸5~20分钟,有助于缓解腹胀、泄泻。

意舍 BL49

【主　　治】腹胀、泄泻、呕吐、纳呆等。

【精准定位】在脊柱区,第11胸椎棘突下,后正中线旁开3寸。

【快速取穴】肚脐水平线与脊柱相交椎体处,上推3个椎体,正中线旁开4横指处即是。

【配　　伍】腹胀:意舍配脾俞、胃俞。

【一穴多用】按摩:用拇指按揉意舍200次,有助于缓解腹胀、肠鸣、泄泻。

胃仓 BL50

【主　　治】胃痛、小儿积食、腹胀、水肿、脊背痛等。

【精准定位】在脊柱区，第12胸椎棘突下，后正中线旁开3寸。

【快速取穴】肚脐水平线与脊柱相交椎体处，上推2个椎体，正中线旁开4横指处即是。

【配　　伍】胃痛：胃仓配足三里。

【一穴多用】①按摩：用拇指按揉胃仓200次，有助于缓解胃痛、消化不良。

②艾灸：用艾条温和灸5~20分钟，有助于缓解胃痛、水肿。

肓门 BL51

【主　　治】痞块、乳腺炎、上腹痛、便秘等。

【精准定位】在腰区，第1腰椎棘突下，后正中线旁开3寸。

【快速取穴】肚脐水平线与脊柱相交椎体处，上推1个椎体，正中线旁开4横指处即是。

【配　　伍】便秘：肓门配气海、天枢。

【一穴多用】①按摩：用拇指按揉肓门200次，有助于缓解上腹痛、便秘。

②艾灸：用艾条温和灸5~20分钟，有助于缓解上腹痛、乳腺病。

志室 BL52

【主　　治】遗精、阳痿、阴痛水肿、小便不利、腰脊强痛等。

【精准定位】在腰区，第2腰椎棘突下，后正中线旁开3寸。

【快速取穴】肚脐水平线与脊柱相交椎体处，正中线旁开4横指处即是。

【配　　伍】遗精：志室配命门。

【一穴多用】按摩：用拇指按揉志室200次，有助于缓解少腹痛、遗精、阳痿等。

胞肓 BL53

【主　　治】小便不利、腰脊痛、腹胀、肠鸣、便秘等。

【精准定位】在骶区，横平第2骶后孔，骶正中嵴旁开3寸。

【快速取穴】先取次髎（BL32），与其同水平，后正中线旁开4横指处即是。

【配　　伍】腰痛：胞肓配委中。

【一穴多用】按摩：用拇指按揉胞肓200次，有助于缓解腰痛、肠鸣、腹胀等。

秩边 BL54

【主　　治】腰骶痛、下肢痿痹、痔疾、大便不利、小便不利等。

【精准定位】在骶区，横平第4骶后孔，骶正中嵴旁开3寸。

【快速取穴】先取下髎（BL34），与其同水平，后正中线旁开4横指处即是。

【配　　伍】腰腿疼痛：秩边配委中、大肠俞。

【一穴多用】按摩：用拇指按揉秩边200次，有助于缓解腰腿疼痛。

LU 肺经

LI 大肠经

ST 胃经

SP 脾经

HT 心经

SI 小肠经

BL 膀胱经

KI 肾经

PC 心包经

TE 三焦经

GB 胆经

LR 肝经

GV 督脉穴

CV 任脉穴

EX 经外奇穴

合阳 BL55

【主　　治】腰脊痛、下肢酸痛、痿痹、崩漏、带下等即是。

【精准定位】在小腿后区，腘横纹下2寸，腓肠肌内、外侧头之间。

【快速取穴】膝盖后面凹陷中央的腘横纹中点直下3横指处。

【配　　伍】腰痛：合阳配腰阳关。

【一穴多用】①按摩：用拇指按揉或弹拨合阳200次，有助于缓解腰痛、小腹痛等。
　　　　　　②艾灸：用艾条温和灸5~20分钟，有助于缓解腰腿痛、寒疝、崩漏等。

承筋 BL56

【主　　治】小腿痛、腰脊拘急、抽筋、痔疮等。

【精准定位】在小腿后区，腘横纹下5寸，腓肠肌两肌腹之间。

【快速取穴】小腿用力，后面肌肉明显隆起，中央按压有酸胀感处即是。

【配　　伍】下肢挛痛：承筋配委中。

【一穴多用】①按摩：用拇指按揉或弹拨承筋200次，有助于缓解腰痛、小腿痛等。
　　　　　　②艾灸：用艾条温和灸5~20分钟，有助于缓解下肢挛痛。

承山 BL57

【主　　治】痔疮、便秘、腰背疼、腿痛等。

【精准定位】在小腿后区，腓肠肌两肌腹与肌腱交角处。

【快速取穴】直立，小腿用力，在小腿的后面正中可见一"人"字纹，其上尖角凹陷处即是。

【配　　伍】下肢痿痹：承山配阳陵泉。

【一穴多用】①按摩：用拇指按揉或弹拨承山200次，有助于缓解小腿痛、便秘、腹痛、腰
　　　　　　背痛等。
　　　　　　②艾灸：用艾条温和灸5~20分钟，有助于缓解小腿痛、疝气、腰背痛。
　　　　　　③拔罐：用火罐留罐5~10分钟，有助于缓解下肢痛、转筋。
　　　　　　④刮痧：从上向下刮拭3~5分钟，有助于治疗痔疮、鼻出血、脚气、下肢疼
　　　　　　痛等。

飞扬 BL58

【主　　治】腰腿痛、膝胫无力、小腿酸痛等。

【精准定位】在小腿后区，昆仑（BL60）直上7寸，腓肠肌外下缘与跟腱移行处。

【快速取穴】先取承山（BL57），再往下方外侧1横指处即是。

【配　　伍】腿痛：飞扬配委中。

【一穴多用】①按摩：用拇指按揉或弹拨飞扬200次，有助于缓解腰痛、小腿痛等。
　　　　　　②艾灸：用艾条温和灸5~20分钟，有助于缓解下肢挛痛、头痛、风寒感冒等。
　　　　　　③刮痧：从上向下刮拭3~5分钟，有助于缓解小腿疼痛、风寒感冒等。

跗阳 BL59

【主　　治】腰、骶、髋、股后外侧疼痛等。

【精准定位】在小腿后区，昆仑（BL60）直上3寸，腓骨与跟腱之间。

【快速取穴】平足外踝后方，向上4横指，按压有酸胀感处即是。

【配　　伍】下肢疼痛：跗阳配环跳、委中、飞扬；头痛：跗阳配百会、风池。

【一穴多用】①按摩：用拇指按揉跗阳200次，有助于缓解头痛、腰腿痛等。
②艾灸：用艾条温和灸5~20分钟，有助于缓解下肢痹痛。
③拔罐：用火罐留罐5~10分钟，有助于缓解下肢痛、转筋、外踝肿痛。
④刮痧：从上向下刮拭3~5分钟，有助于缓解头痛、外踝肿痛等。

昆仑 BL60

【主　　治】头痛、腰骶疼痛等。

【精准定位】在踝区，外踝尖与跟腱之间的凹陷中。

【快速取穴】正坐垂足着地，外踝尖与跟腱之间的凹陷处。

【配　　伍】头痛、目眩：昆仑配风池。

【一穴多用】①按摩：用拇指按揉昆仑200次，有助于缓解头痛、目眩、颈项强痛、腰痛、足跟痛等。
②艾灸：用艾条温和灸5~20分钟，有助于缓解头痛、目眩、心痛等。
③刮痧：从上向下刮拭3~5分钟，有助于缓解小儿癫痫、颈项腰背痛等。

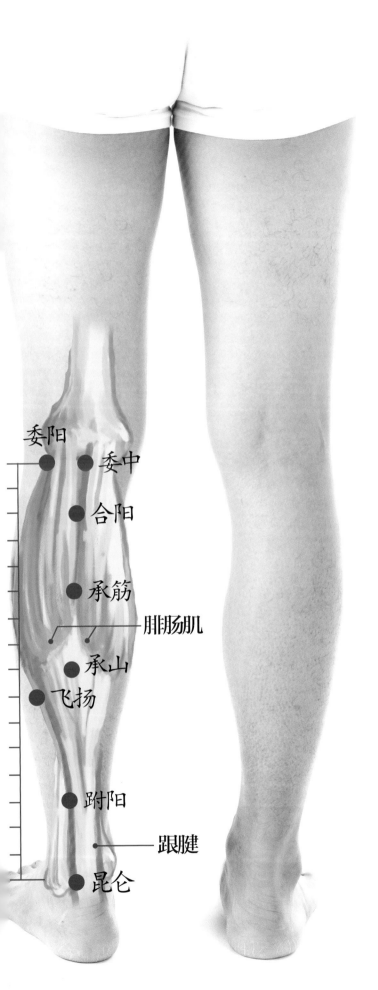

委阳
委中
合阳
承筋
腓肠肌
承山
飞扬
跗阳
跟腱
昆仑

LU 肺经

LI 大肠经

ST 胃经

SP 脾经

HT 心经

SI 小肠经

BL 膀胱经

KI 肾经

PC 心包经

TE 三焦经

GB 胆经

LR 肝经

GV 督脉穴

CV 任脉穴

EX
经外奇穴

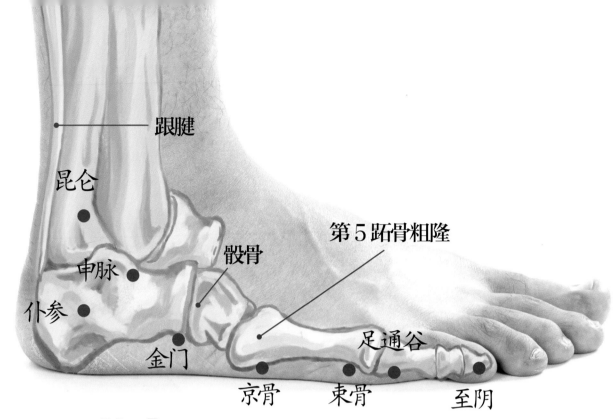

跟腱

昆仑

申脉

仆参

骱骨

第5跖骨粗隆

金门

足通谷

京骨

束骨

至阴

仆参 BL61

【主　　治】下肢痿弱、足跟痛等。

【精准定位】在跟区，昆仑（BL60）直下，跟骨外侧，赤白肉际处。

【快速取穴】先找到昆仑（BL60），垂直向下1横指处即是。

【配　　伍】足跟痛：仆参配太溪。

【一穴多用】①按摩：用拇指按揉仆参200次，有助于缓解足跟痛。
　　　　　　②艾灸：用艾条温和灸5~20分钟，有助于缓解足跟痛、下肢痿软无力等。

申脉 BL62

【主　　治】失眠、癫狂、痫证、偏正头痛、眩晕等。

【精准定位】在踝区，外踝尖直下，外踝下缘与跟骨之间凹陷中。

【快速取穴】正坐垂足着地，外踝垂直向下可触及一凹陷，按压有酸胀感处即是。

【配　　伍】眩晕：申脉配肾俞、肝俞、百会。

【一穴多用】①按摩：用拇指按揉申脉200次，有助于缓解失眠、头痛、眩晕、目赤肿痛等。
　　　　　　②艾灸：用艾条温和灸5~20分钟，有助于缓解失眠、头痛、眩晕等。

金门 BL63

【主　　治】头风、足部扭伤等。

【精准定位】在足背，外踝前缘直下，第5跖骨粗隆后方，骱骨下缘凹陷中。

【快速取穴】正坐垂足着地，脚趾上翘可见一骨头凸起，外侧凹陷处即是。

【配　　伍】头痛：金门配太阳、合谷。

【一穴多用】按摩：用拇指按揉金门200次，有助于缓解足痛、头痛等。

京骨 BL64

【主　　治】头痛、眩晕等。

【精准定位】在跖区，第5跖骨粗隆前下方，赤白肉际处。

【快速取穴】沿小趾长骨往后推，可摸到一凸起，下方皮肤颜色深浅交界处即是。

【配　　伍】头痛：京骨配百会、太冲。

【一穴多用】①按摩：用拇指按揉京骨200次，有助于缓解足痛、头痛、目翳等。
　　　　　　②艾灸：用艾条温和灸5~20分钟，有助于缓解头痛、目翳、鼻出血等。

束骨 BL65

【主　　治】头痛、目赤、痔疮、下肢后侧痛等。

【精准定位】在跖区，第5跖趾关节的近端，赤白肉际处。

【快速取穴】沿小趾向上摸，摸到小趾与足部相连接的关节，关节后方皮肤颜色深浅交界处即是。

【配　　伍】目眩：束骨配太冲、肾俞。

【一穴多用】①按摩：用拇指按揉束骨200次，有助于缓解耳鸣、目眩、头痛等。
　　　　　　②艾灸：用艾条温和灸5~20分钟，有助于缓解目眩、痔疮、耳鸣等。

足通谷 BL66

【主　　治】头痛、哮喘、颈椎病、慢性胃炎等。

【精准定位】在足趾，第5跖趾关节的远端，赤白肉际处。

【快速取穴】沿小趾向上摸，摸到小趾与足部相连接的关节，关节前方皮肤颜色深浅交界处即是。

【配　　伍】痔疮：足通谷配金门。

【一穴多用】①按摩：用拇指按揉足通谷200次，有助于缓解头痛。
　　　　　　②艾灸：用艾条温和灸5~20分钟，有助于缓解头痛。

至阴 BL67

【主　　治】胎位不正、尿潴留、遗精、鼻塞等。

【精准定位】在足趾，小趾末节外侧，趾甲根角侧后方0.1寸(指寸)。

【快速取穴】足小趾外侧，趾甲外侧缘与下缘各作一切线交点处即是。

【配　　伍】头痛：至阴配太冲、百会。

【一穴多用】①按摩：用拇指按揉至阴200次，有助于缓解头痛。
　　　　　　②艾灸：用艾条温和灸5~20分钟，有助于治疗胎位不正。

第九章 足少阴肾经经穴

　　足少阴肾经在足小趾与足太阳膀胱经衔接，联系的脏腑器官有喉咙、舌，属肾，络膀胱，贯肝，入肺，络心，在胸中与手厥阴心包经相接。络脉从足少阴肾经分出，走向足太阳经，通过腰脊部，上走心包下。

经穴歌诀
少阴经穴二十七，涌泉然谷与太溪，
大钟水泉与照海，复溜交信筑宾派，
阴谷膝内辅骨后，以上从足至膝求，
横骨大赫连气穴，四满中注肓俞脐，
商曲石关阴都密，通谷幽门一寸取，
步廊神封膺灵墟，神藏彧中俞府毕。

肾经上潜伏的疾病

　　肾经不正常，人就会出现下列疾病。

　　经络症：肾阴不足，则以怕热为主；肾阳不足，则以怕冷为主；既怕冷又怕热，则说明肾阴阳两虚且正走向衰老。

　　脏腑症：主要表现在主水失司而致水肿、小便不利、遗精、阳痿、心悸、易惊、易恐、耳鸣、眼花。肾气绝则骨髓失养、骨质疏松、肌肉萎缩、齿松发枯、面色无华。

　　亢进热证时症状：尿黄、尿少、口热、舌干、倦怠、足下热、大腿内侧疼痛、性欲增强、月经异常。

　　衰弱寒证时症状：尿频、尿清、肿胀、腿冷、足下冷、下肢麻木痿弱、容易受惊、犹豫不决、性欲减退、肠功能减弱。

保养肾经的最佳时间

　　肾经位于人体上身内侧，以及腿部内侧和脚底，左右共54穴。休息时可用手掌或按摩槌等工具对肾经循行路线上的穴位进行拍打刺激，对于重点穴位，如涌泉穴和太溪穴等，可进行按摩或艾灸。每次拍打肾经5~10分钟即可。

　　酉时（17：00~19：00）肾经当令，肾经最旺。肾经是人体协调阴阳能量的经脉，也是维持体内水液平衡的主要经络，人体经过申时泻火排毒，在酉时肾进入贮藏精华的阶段。

保养禁忌

　　酉时不宜进行过量的运动，也不适宜喝太多的水。

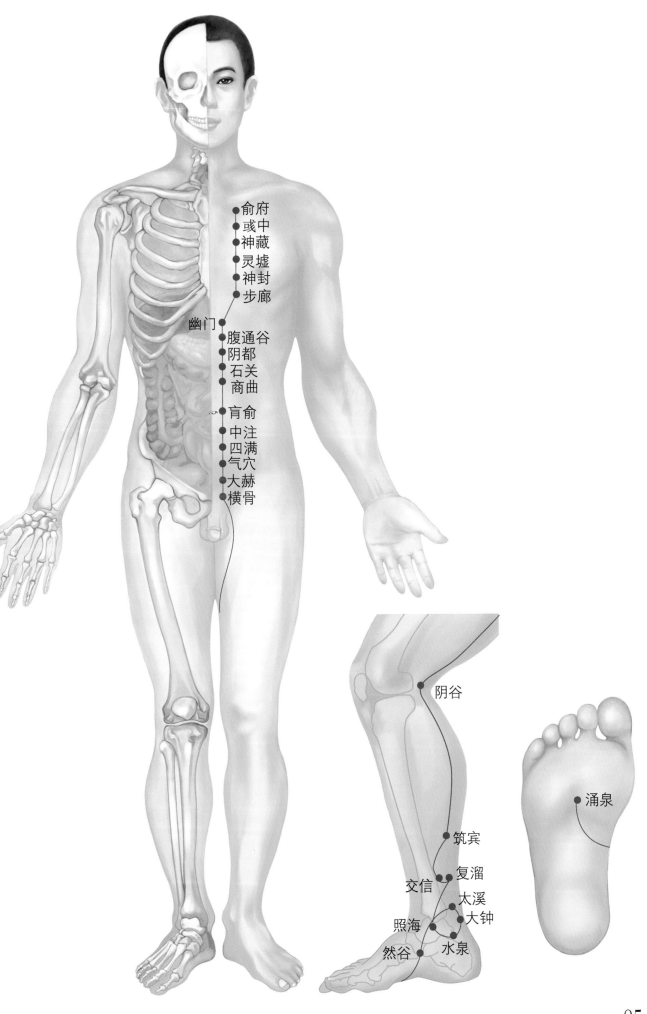

俞府
中
彧
或
神
藏
灵
墟
神
封
步
廊

幽门
腹
通
阴
都
谷
石
关
商
曲
肓
俞
中
注
四
满
气
穴
大
赫
横骨

阴谷

筑宾

复溜

交信

太溪

大钟

照海

水泉

然谷

涌泉

涌泉 KI1

【主　　治】头痛、头晕、咽喉肿痛、足心热、下肢瘫痪等。

【精准定位】在足底，屈足卷趾时足心最凹陷中。

【快速取穴】足底前 1/3 处可见有一凹陷处，按压有酸痛感处即是。

【配　　伍】喉痹：涌泉配然谷。

【一穴多用】①按摩：用拇指用力按揉涌泉 200 次，有助于缓解头晕、小便不利等。
②艾灸：用艾条温和灸 5~20 分钟，有助于缓解喉痹、头顶痛。

然谷 KI2

【主　　治】月经不调、胸胁胀满等。

【精准定位】在足内侧，足舟骨粗隆下方，赤白肉际处。

【快速取穴】坐位垂足，内踝前下方明显骨性标志，即舟骨，前下方凹陷处即是。

【配　　伍】热病烦心、多汗：然谷配太溪。

【一穴多用】①按摩：用拇指用力按揉然谷 200 次，有助于缓解月经不调、阳痿、遗精等。
②艾灸：用艾条温和灸 5~20 分钟，有助于缓解月经不调、阳痿、遗精等。

太溪 KI3

【主　　治】遗尿、遗精、阳痿、月经不调、失眠、头痛等。

【精准定位】在踝区，内踝尖与跟腱之间的凹陷中。

【快速取穴】坐位垂足，由足内踝向后推至与跟腱之间凹陷处即是。

【配　　伍】心痛：太溪配支沟、然谷。

【一穴多用】①按摩：用拇指用力按揉太溪 200 次，有助于缓解头痛、眩晕、耳鸣等。②艾灸：用艾条温和灸 5~20 分钟，有助于治疗肾虚引起的多种症状。

大钟 KI4

【主　　治】咽喉肿痛、腰脊强痛等。

【精准定位】在跟区，内踝后下方，跟骨上缘，跟腱附着部前缘凹陷中。

【快速取穴】先找到太溪(KI3)，向下半横指，再向后平推至凹陷处即是。

【配　　伍】心悸：大钟配太溪、神门。

【一穴多用】①按摩：用拇指用力按揉大钟 200 次，有助于缓解足跟痛。②艾灸：用艾条温和灸 5~20 分钟，有助于缓解肾虚气喘、咯血等。

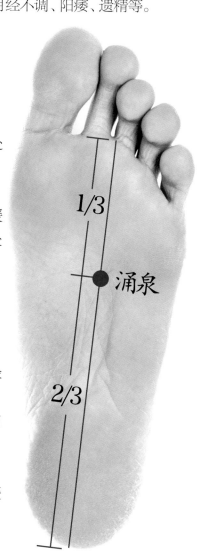

1/3

涌泉

2/3

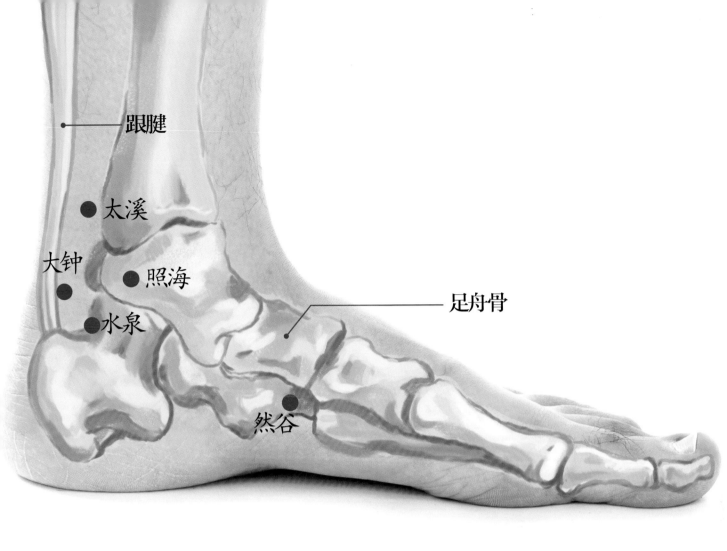

跟腱

太溪

大钟

照海

足舟骨

水泉

然谷

水泉 KI5

【主　治】小便不利、足跟痛等。

【精准定位】在跟区，太溪（KI3）直下1寸，跟骨结节内侧凹陷中。

【快速取穴】先找到太溪（KI3），直下1横指，按压有酸胀感处即是。

【配　伍】肾虚：水泉配中极、水道。

【一穴多用】①按摩：用拇指用力按揉水泉200次，有助于缓解足跟痛等。

②艾灸：用艾条温和灸5~20分钟，有助于缓解月经不调、痛经、经闭等。

照海 KI6

【主　治】咽喉肿痛、心痛、气喘、便秘、肠鸣泄泻、月经不调等。

【精准定位】在踝区，内踝尖下1寸，内踝下缘边际凹陷中。

【快速取穴】坐位垂足，由内踝尖垂直向下推，至下缘凹陷处，按压有酸痛感处即是。

【配　伍】月经不调：照海配肾俞、关元、三阴交。

【一穴多用】①按摩：用拇指用力按揉照海200次，有助于缓解失眠、烦躁不宁等。

②艾灸：用艾条温和灸5~20分钟，有助于缓解月经不调、痛经、赤白带下、小便频数等。

③刮痧：从内踝关节向足底方向刮拭3~5分钟，有助于缓解咽喉干燥、梅核气等。

LU 肺经

LI 大肠经

ST 胃经

SP 脾经

HT 心经

SI 小肠经

BL 膀胱经

KI 肾经

PC 心包经

TE 三焦经

GB 胆经

LR 肝经

GV 督脉穴

CV 任脉穴

EX 经外奇穴

半膜肌肌腱

阴谷

半腱肌肌腱

腓肠肌

13寸

筑宾

比目鱼肌
跟腱

复溜

交信

太溪

15

12

9

6

3

0

复溜 KI7

【主　　治】水肿、腹胀、腰脊强痛、盗汗等。

【精准定位】在小腿内侧,内踝尖上2寸,跟腱的前缘。

【快速取穴】先找到太溪(KI3),直上3横指,跟腱前缘处,按压有酸胀感处即是。

【配　　伍】盗汗不止:复溜配后溪、阴郄。

【一穴多用】①按摩:用拇指按揉复溜200次,有助于缓解腿肿。②艾灸:用艾条温和灸5~20分钟,有助于缓解水肿、腹胀、盗汗。

交信 KI8

【主　　治】月经不调、大便难、赤白痢等。

【精准定位】在小腿内侧,内踝尖上2寸,胫骨内侧缘后际凹陷中。

【快速取穴】先找到太溪(KI3),直上3横指,再前推至胫骨后凹陷处即是。

【配　　伍】月经不调:交信配三阴交。

【一穴多用】①按摩:用拇指按揉交信200次,有助于缓解月经不调。②艾灸:用艾条温和灸5~20分钟,有助于缓解崩漏、阴挺、阴痒等。③拔罐:用火罐留罐5~10分钟,有助于缓解月经不调、小腿内侧痛。④刮痧:从上向下刮拭3~5分钟,有助于缓解泄泻、赤白痢、淋证等。

筑宾 KI9

【主　　治】脚软无力、小腿内侧痛等。

【精准定位】在小腿内侧,太溪(KI3)直上5寸,比目鱼肌与跟腱之间。

【快速取穴】先找到太溪(KI3),直上7横指,按压有酸胀感处即是。

【配　　伍】水肿:筑宾配肾俞、关元。

【一穴多用】①按摩:用拇指按揉筑宾200次,有助于缓解小腿内侧痛。②艾灸:用艾条温和灸5~20分钟,有助于缓解疝气、水肿等。③拔罐:用火罐留罐5~10分钟,有助于缓解小腿内侧痛。④刮痧:从上向下刮拭3~5分钟,有助于辅助治疗癫狂。

阴谷 KI10

【主　　治】遗精、阳痿等。

【精准定位】在膝后区，腘横纹上，半腱肌肌腱外侧缘。

【快速取穴】微屈膝，在腘窝横纹内侧可触及两条筋，两筋之间凹陷处即是。

【配　　伍】阳痿：阴谷配关元、肾俞。

【一穴多用】①按摩：用拇指按揉阴谷200次，有助于缓解阳痿、月经不调。②艾灸：用艾条温和灸5~20分钟，有助于缓解阳痿、疝气、月经不调等。

横骨 KI11

【主　　治】腹胀、腹痛、泄泻、便秘等。

【精准定位】在下腹部，脐中下5寸，前正中线旁开0.5寸。

【快速取穴】仰卧，耻骨联合上缘，旁开半横指处即是。

【配　　伍】阳痿、遗精：横骨配关元、肾俞。

【一穴多用】①按摩：用拇指按揉横骨200次，有助于缓解疝气、阳痿。②艾灸：用艾条温和灸5~20分钟，有助于缓解脱肛、阳痿、疝气、月经不调、少腹痛等。

大赫 KI12

【主　　治】遗精、月经不调、子宫脱垂、痛经等。

【精准定位】在下腹部，脐中下4寸，前正中线旁开0.5寸。

【快速取穴】仰卧，依上法找到横骨（KI11），向上1横指处即是。

【配　　伍】男科病、不孕不育症：大赫配命门、肾俞、关元。

【一穴多用】①按摩：用拇指按揉大赫200次，有助于缓解小腹痛、阳痿、遗精等。②艾灸：用艾条温和灸5~20分钟，有助于治疗肾阳虚引起的不孕不育症。

气穴 KI13

【主　　治】月经不调、痛经、小便不通、遗精、阳痿等。

【精准定位】在下腹部，脐中下3寸，前正中线旁开0.5寸。

【快速取穴】仰卧，肚脐下4横指处，再旁开半横指处即是。

【配　　伍】消化不良：气穴配天枢、大肠俞。

【一穴多用】按摩：用拇指按揉气穴200次，有助于缓解腹胀、奔豚症。

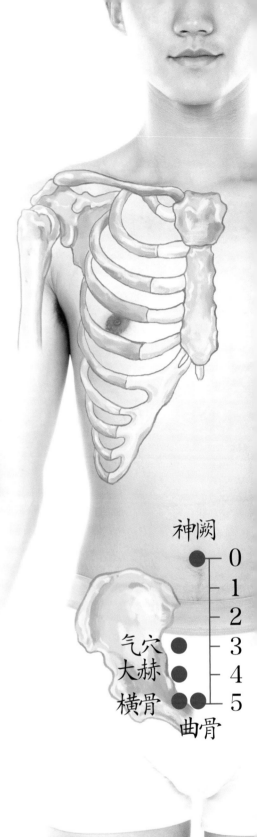

神阙　气穴　大赫　横骨　曲骨

LU 肺经

LI 大肠经

ST 胃经

SP 脾经

HT 心经

SI 小肠经

BL 膀胱经

KI 肾经

PC 心包经

TE 三焦经

GB 胆经

LR 肝经

GV 督脉穴

CV 任脉穴

EX
经外奇穴

四满 KI14

【主　　治】月经不调、遗尿、遗精、水肿、小腹痛、便秘等。

【精准定位】在下腹部,脐中下2寸,前正中线旁开0.5寸。

【快速取穴】仰卧,肚脐下3横指处,再旁开半横指处即是。

【配　　伍】月经不调、带下、遗精:四满配气海、三阴交、肾俞、血海。

【一穴多用】①按摩:用拇指按揉四满200次,有助于缓解小腹痛、月经不调、带下、遗精等。

②艾灸:用艾条温和灸5~20分钟,有助于缓解月经不调、遗精、带下小腹痛等。

中注 KI15

【主　　治】腹胀、呕吐、泄泻、痢疾等。

【精准定位】在下腹部,脐中下1寸,前正中线旁开0.5寸。

【快速取穴】仰卧,肚脐下1横指处,再旁开半横指处即是。

【配　　伍】腰背痛:中注配肾俞、气海俞。

【一穴多用】①按摩:用拇指按揉中注200次,有助于缓解腹痛、便秘。

②艾灸:用艾条温和灸5~20分钟,有助于缓解月经不调。

肓俞 KI16

【主　　治】腹痛绕脐、腹胀、呕吐、泄泻、痢疾、便秘等。

【精准定位】在腹部,脐中旁开0.5寸。

【快速取穴】仰卧,肚脐旁开半横指处即是。

【配　　伍】便秘、痢疾:肓俞配天枢、足三里、大肠俞。

【一穴多用】①按摩:用拇指按揉肓俞200次,有助于缓解腹痛、便秘。

②艾灸:用艾条温和灸5~20分钟,有助于缓解月经不调、疝气等。

商曲 KI17

【主　　治】腹痛绕脐、腹胀、呕吐、泄泻、痢疾、便秘等。

【精准定位】在上腹部,脐中上2寸,前正中线旁开0.5寸。

【快速取穴】仰卧,肚脐上3横指处,再旁开半横指处即是。

【配　　伍】腹痛、腹胀:商曲配中脘。

【一穴多用】①按摩:用拇指按揉商曲200次,有助于缓解腹痛。

②艾灸:用艾条温和灸5~20分钟,有助于缓解腹中积聚、冷痛等。

石关 KI18

【主　　治】经闭、带下、产后恶露不止、阴门瘙痒等。

【精准定位】在上腹部，脐中上3寸，前正中线旁开0.5寸。

【快速取穴】仰卧，肚脐上4横指处，再旁开半横指处即是。

【配　　伍】胃痛、呕吐、腹胀：石关配中脘。

【一穴多用】①按摩：用拇指按揉石关200次，有助于缓解腹胀、呕吐、呃逆。②艾灸：用艾条温和灸5~20分钟，有助于缓解产后腹痛、不孕、便秘、呕吐等。

阴都 KI19

【主　　治】腹胀、肠鸣、腹痛、便秘、不孕等。

【精准定位】在上腹部，脐中上4寸，前正中线旁开0.5寸。

【快速取穴】剑胸结合与肚脐连线中点，再旁开半横指处即是。

【配　　伍】闭经：阴都配三阴交、血海。

【一穴多用】①按摩：用拇指按揉阴都200次，有助于缓解胃脘胀痛、呕吐。②艾灸：用艾条温和灸5~20分钟，有助于缓解月经不调、闭经、少腹痛等。

腹通谷 KI20

【主　　治】腹痛、腹胀、呕吐、胸痛、心痛、心悸等。

【精准定位】在上腹部，脐中上5寸，前正中线旁开0.5寸。

【快速取穴】剑胸结合与肚脐连线中点，直上1横指，再旁开半横指处。

【配　　伍】癫痫、惊悸：腹通谷配申脉、照海。

【一穴多用】①按摩：用拇指按揉腹通谷200次，有助于缓解胃脘胀痛、呕吐、心痛。②艾灸：用艾条温和灸5~20分钟，有助于缓解心痛、心悸等。

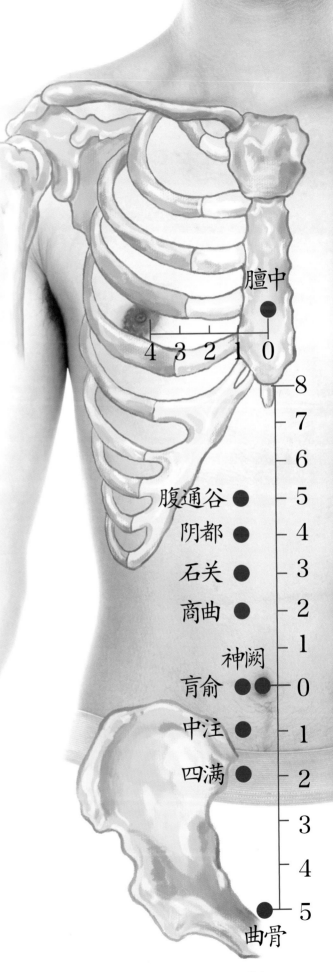

膻中
4 3 2 1 0
8
7
6
腹通谷 5
阴都 4
石关 3
商曲 2
1
神阙
肓俞 0
中注 1
四满 2
3
4
曲骨 5

LU 肺经

LI 大肠经

ST 胃经

SP 脾经

HT 心经

SI 小肠经

BL 膀胱经

KI 肾经

PC 心包经

TE 三焦经

GB 胆经

LR 肝经

GV 督脉穴

CV 任脉穴

EX 经外奇穴

幽门 KI21

【主　　治】腹痛、呕吐、消化不良、泄泻、痢疾等。

【精准定位】在上腹部，脐中上6寸，前正中线旁开0.5寸。

【快速取穴】肚脐上8横指，再旁开半横指处即是。

【配　　伍】胃痛、呕吐：幽门配中脘、建里。

【一穴多用】①按摩：用拇指按揉幽门200次，有助于缓解胃脘胀痛、呕吐。

②艾灸：用艾条温和灸5~20分钟，有助于缓解胃痛、呕吐、消化不良等。

步廊 KI22

【主　　治】咳嗽、哮喘、胸痛、乳痈、鼻塞、胃炎、胸膜炎、肋间神经炎等。

【精准定位】在胸部，第5肋间隙，前正中线旁开2寸。

【快速取穴】自乳头向下推1个肋间隙，由前正中线旁开3横指处即是。

【配　　伍】外感喘咳：步廊配定喘、列缺。

【一穴多用】①按摩：用拇指按揉步廊200次，有助于缓解气喘、咳嗽。

②艾灸：用艾条温和灸5~20分钟，有助于缓解呕吐、咳嗽痰多等。

神封 KI23

【主　　治】咳嗽、哮喘、呕吐、胸痛、乳痈、肋间神经痛、胸膜炎等。

【精准定位】在胸部，第4肋间隙，前正中线旁开2寸。

【快速取穴】平乳头的肋间隙中，由前正中线旁开3横指处即是。

【配　　伍】胸胁胀痛：神封配阳陵泉。

【一穴多用】①按摩：用拇指按揉神封200次，有助于缓解胀痛、气喘、咳嗽。

②艾灸：用艾条温和灸5~20分钟，有助于缓解胸胁胀痛、呕吐、咳嗽等。

灵墟 KI24

【主　　治】咳嗽、哮喘、胸痛、乳痈、肋间神经痛、胸膜炎等。

【精准定位】在胸部，第3肋间隙，前正中线旁开2寸。

【快速取穴】自乳头垂直向上推1个肋间隙，该肋间隙中，由前正中线旁开3横指处即是。

【配　　伍】失眠健忘：灵墟配神门、神藏。

【一穴多用】①按摩：用拇指按揉灵墟200次，有助于缓解胸胁胀痛、气喘、失眠。

②艾灸：用艾条温和灸5~20分钟，有助于缓解胸胁胀痛、咳嗽等。

神藏 KI25

【主　　治】咳嗽、哮喘、胸痛等。

【精准定位】在胸部，第2肋间隙，前正中线旁开2寸。

【快速取穴】自乳头垂直向上推2个肋间隙，该肋间隙中，由前正中线旁开3横指处即是。

【配　　伍】心肌梗死：神藏配心俞、玉堂。

【一穴多用】①按摩：用拇指按揉神藏200次，有助于缓解胸痛、气喘、咳嗽。②艾灸：用艾条温和灸5~20分钟，有助于缓解心痛、呕吐、咳嗽等。

彧中 KI26

【主　　治】咳嗽、哮喘、胸胁胀满等。

【精准定位】在胸部，第1肋间隙，前正中线旁开2寸。

【快速取穴】自乳头垂直向上推3个肋间隙，该肋间隙中，由前正中线旁开3横指处即是。

【配　　伍】咽喉肿痛：彧中配天突、间使。

【一穴多用】①按摩：用拇指按揉彧中200次，有助于缓解胸痛、气喘、咳嗽。②艾灸：用艾条温和灸5~20分钟，有助于缓解心痛、咳嗽痰多等。

俞府 KI27

【主　　治】咳嗽、哮喘、呕吐、胸胁胀满、不嗜食、肋间神经痛、胸膜炎等。

【精准定位】在胸部，锁骨下缘，前正中线旁开2寸。

【快速取穴】锁骨下可触及一凹陷，在此凹陷中，前正中线旁开3横指处即是。

【配　　伍】咳嗽：俞府配天突、肺俞。

【一穴多用】①按摩：用拇指按揉俞府200次，有助于缓解胸痛、咳嗽、呕吐。②艾灸：用艾条温和灸5~20分钟，有助于缓解心痛、咳嗽、气喘等。

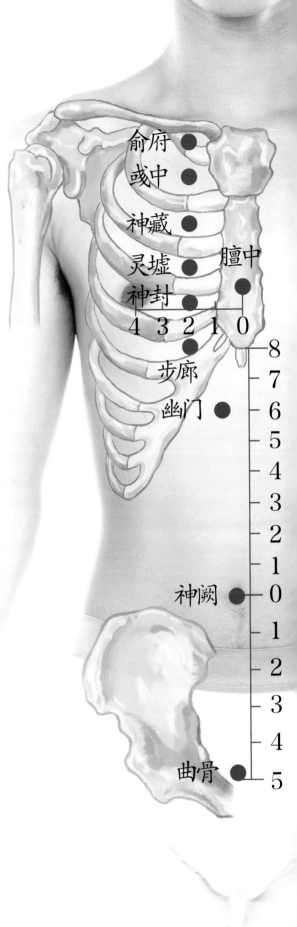

第十章 手厥阴心包经经穴

手厥阴心包经在胸中与足少阴肾经衔接,联系的脏腑器官有心、耳,属心包,络三焦,在无名指指端与手少阳三焦经相接。中医所说的心包,就是心外面的一层膜,它包裹并护卫着心脏,好像君主的"内臣",是护卫君主的"大将军"。

经穴歌诀

心包手厥阴九穴,起于天池中冲尽,
心胸肺胃效皆好,诸痛痒疮亦可寻,
天池乳外旁一寸,天泉腋下二寸循,
曲泽腱内横纹上,郄门去腕五寸寻,
间使腕后方三寸,内关掌后二寸停,
掌后纹中大陵在,两条肌腱标准明,
劳宫屈指掌心取,中指末端是中冲。

心包经上潜伏的疾病

心包经发生病变时,主要表现为以下疾病。

经络症:失眠、多梦、易醒、健忘、口疮口臭、全身痛痒等。

脏腑症:心烦、心悸、心翳、心痛、心闷、神志失常等。

亢进热证时症状:心烦、易怒、失眠多梦、胸痛、头热痛、上肢痛、目赤、便秘。

衰弱寒证时症状:心悸、心动过缓、晕眩、呼吸困难、上肢无力、胸痛、目黄、易醒、难入睡。

保养心包经的最佳时间

心包是心的保护组织,又是气血通道。心包经戌时(19:00~21:00)最兴旺,心脏不好者可在戌时循按心包经。此时还要给自己创造安然入眠的条件,保持心情舒畅,可看书、听音乐或打太极,从而释放压力。

保养禁忌

晚餐不要太过油腻,否则易生亢热而致胸中烦闷、恶心。

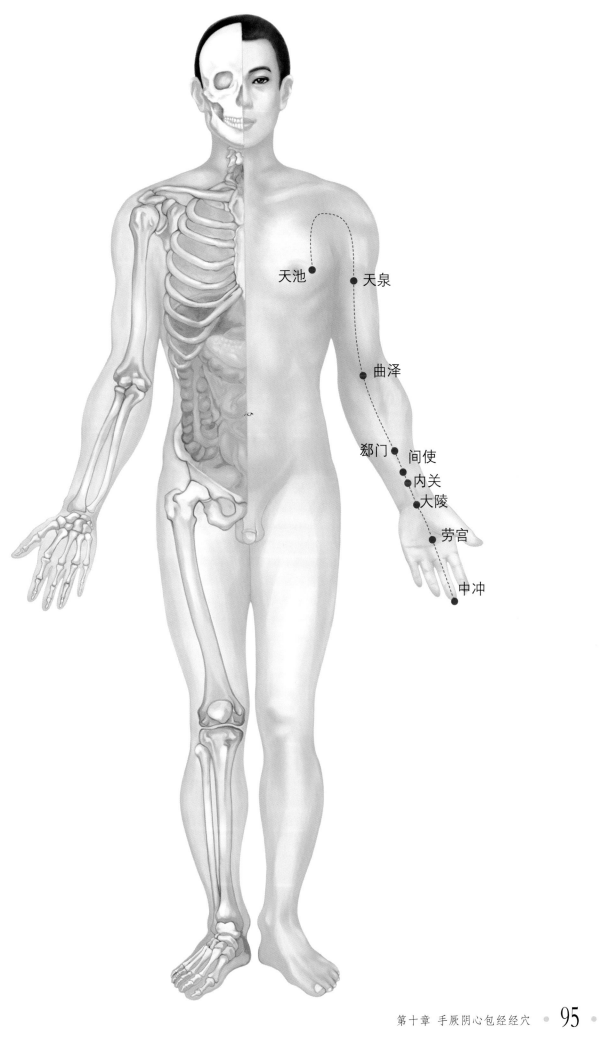

天池

天泉

曲泽

郄门　间使

内关

大陵

劳宫

中冲

LU 肺经
LI 大肠经
ST 胃经
SP 脾经
HT 心经
SI 小肠经
BL 膀胱经
KI 肾经
PC 心包经
TE 三焦经
GB 胆经
LR 肝经
GV 督脉穴
CV 任脉穴
EX 经外奇穴

天池 PC1

【主　　治】咳嗽、哮喘、呕吐、胸痛、胸闷等。
【精准定位】在胸部，第4肋间隙，前正中线旁开5寸。
【快速取穴】自乳头沿水平线向外侧旁开1横指，按压有酸胀感处即是。
【配　　伍】咳嗽：天池配列缺、丰隆。
【一穴多用】①按摩：用拇指或中指按揉天池200次，有助于缓解胸闷、咳嗽、气喘等。
②艾灸：用艾条温和灸5~20分钟，有助于缓解心痛、胸闷、咳嗽等。
③拔罐：用火罐留罐5~10分钟，有助于缓解咳嗽。
④刮痧：从中间向两侧刮拭3~5分钟，有助于辅助治疗心烦、乳痈、瘰疬等。

天泉 PC2

【主　　治】上臂内侧痛、胸胁胀满、胸背痛等。
【精准定位】在臂前区，腋前纹头下2寸，肱二头肌的长、短头之间。
【快速取穴】伸肘仰掌，腋前纹头直下3横指，在肱二头肌肌腹间隙中，按压有酸胀感处即是。
【配　　伍】心痛、心悸：天泉配通里。
【一穴多用】①按摩：用拇指按揉天泉200次，有助于缓解咳嗽、心悸等。
②艾灸：用艾条温和灸5~20分钟，有助于缓解前臂内侧冷痛。
③拔罐：用火罐留罐5~10分钟，有助于缓解心痛、心悸。
④刮痧：从上向下刮拭3~5分钟，也有助于缓解心痛、心悸、失眠等。

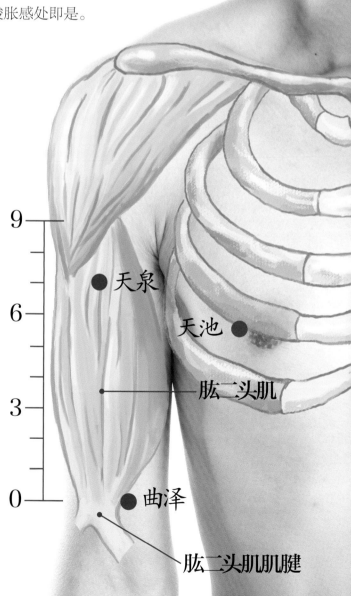

天泉　天池　肱二头肌　曲泽　肱二头肌肌腱

曲泽 PC3

【主　　治】肘臂挛痛不伸、痧证、风疹等。

【精准定位】在肘前区，肘横纹上，肱二头肌腱的尺侧缘凹陷中。

【快速取穴】肘微弯，肘弯里可摸到一条大筋，其内侧横纹上可触及凹陷处即是。

【配　　伍】心胸痛：曲泽配内关、大陵。

【一穴多用】①按摩：用拇指按揉或弹拨曲泽200次，有助于缓解心痛、心悸、咯血等。
②艾灸：用艾条温和灸5~20分钟，有助于缓解心痛、善惊。
③刮痧：从上向下刮拭3~5分钟，有助于缓解心痛、心悸、烦躁、热病等。

郄门 PC4

【主　　治】心痛、心悸等。

【精准定位】在前臂前区，腕掌侧远端横纹上5寸，掌长肌腱与桡侧腕屈肌腱之间。

【快速取穴】屈腕握拳，腕横纹向上3横指，两条索状筋之间是内关(PC6)，再向上4横指处即是。

【配　　伍】急性心肌损伤：郄门配内关。

【一穴多用】①按摩：用拇指或中指按揉郄门200次，有助于缓解心痛、心悸等。
②艾灸：用艾条温和灸5~20分钟，有助于缓解心痛。
③拔罐：用火罐留罐5~10分钟，有助于缓解前臂痛。
④刮痧：从上向下刮拭3~5分钟，有助于缓解心痛、衄血、呕血等。

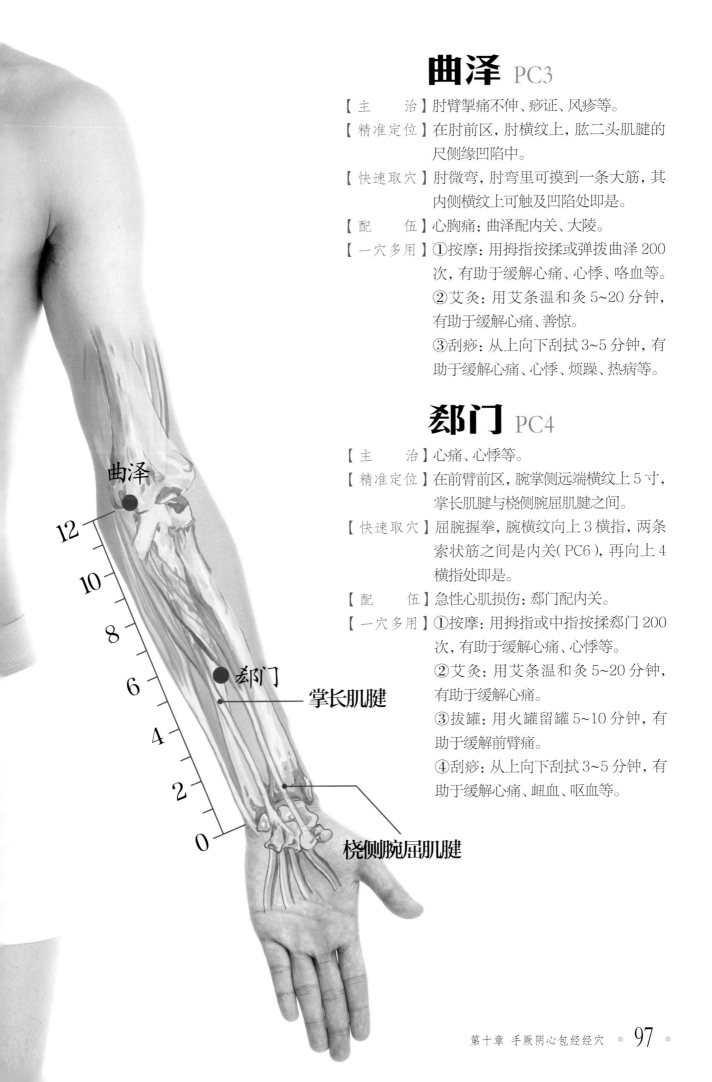

曲泽

郄门　掌长肌腱

桡侧腕屈肌腱

LU 肺经
LI 大肠经
ST 胃经
SP 脾经
HT 心经
SI 小肠经
BL 膀胱经
KI 肾经
PC 心包经
TE 三焦经
GB 胆经
LR 肝经
GV 督脉穴
CV 任脉穴
EX 经外奇穴

间使 PC5

【主　　治】前臂痛、呕吐、反胃等。

【精准定位】在前臂前区，腕掌侧远端横纹上3寸，掌长肌腱与桡侧腕屈肌腱之间。

【快速取穴】微屈腕，从腕横纹向上4横指，两条索状筋之间即是。

【配　　伍】反胃、呕吐、呃逆：间使配尺泽。

【一穴多用】①按摩：用拇指或中指按揉间使200次，有助于缓解心痛、呕吐、反胃等。②艾灸：用艾条温和灸5~20分钟，有助于缓解前臂冷痛、心悸等。③拔罐：用火罐留罐5~10分钟，有助于缓解前臂痛。④刮痧：从上向下刮拭3~5分钟，有助于缓解烦躁、癫狂等。

内关 PC6

【主　　治】心痛、心悸、失眠、胃脘疼痛、呕吐、呃逆、哮喘等。

【精准定位】在前臂前区，腕掌侧远端横纹上2寸，掌长肌腱与桡侧腕屈肌腱之间。

【快速取穴】从腕横纹向上3横指，两条索状筋之间即是。

【配　　伍】痛经：内关配三阴交、素髎。

【一穴多用】①按摩：用拇指掐揉内关200次，有助于缓解心痛、呕吐、晕车等。②艾灸：用艾条温和灸5~20分钟，有助于缓解痛经。③拔罐：用火罐留罐5~10分钟，有助于缓解前臂痛。④刮痧：从上向下刮拭3~5分钟，有助于缓解心悸、失眠、癫狂、热病等。

掌长肌腱

间使

内关

桡侧腕屈肌腱

大陵

大陵 PC7

【主　　治】喜笑不休、狂言不乐、脏躁等。

【精准定位】在腕前区，腕掌侧远端横纹中，掌长肌腱与桡侧腕屈肌腱之间。

【快速取穴】微屈腕握拳，在腕横纹上，两条索状大筋之间即是。

【配　　伍】心绞痛：大陵配劳宫。

【一穴多用】①按摩：用拇指或中指按揉大陵200次，有助于缓解心绞痛。②艾灸：用艾条温和灸5~20分钟，有助于缓解心绞痛。③刮痧：从上向下刮拭3~5分钟，有助于缓解口臭、呕吐等。

劳宫 PC8

【主　　治】心烦善怒、癫狂、小儿惊厥等。

【精准定位】在掌区，横平第3掌指关节近端，第2、3掌骨之间偏于第3掌骨。

【快速取穴】握拳屈指，中指尖所指掌心处，按压有酸痛感处即是。

【配　　伍】中暑昏迷：劳宫配水沟、曲泽。

【一穴多用】①按摩：用拇指按揉劳宫200次，有助于缓解心绞痛。②艾灸：用艾条温和灸5~20分钟，有助于缓解吐血、便血。③刺血：用三棱针在劳宫点刺放血1~2毫升，有助于缓解中暑昏迷。④刮痧：从手指近端向远端刮拭3~5分钟，有助于缓解癫狂、口疮、鹅掌风。

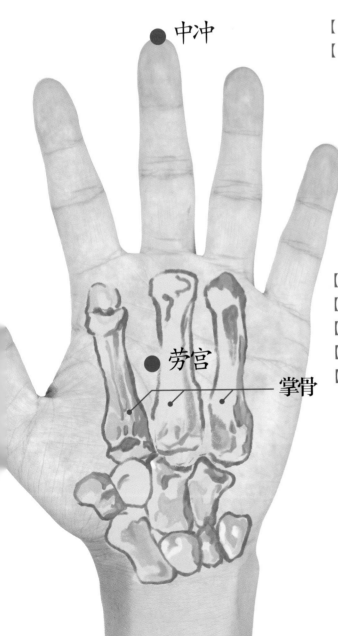

中冲

劳宫

掌骨

中冲 PC9

【主　　治】心痛、心烦、晕厥、中暑等。

【精准定位】在手指，中指末端最高点。

【快速取穴】俯掌，在手中指尖端的中央取穴。

【配　　伍】小儿惊风：中冲配大椎、合谷。

【一穴多用】①按摩：用拇指指尖掐按中冲，有助于缓解热病。②艾灸：用艾条温和灸5~20分钟，有助于缓解心痛。③刺血：用三棱针在中冲点刺放血1~2毫升，有助于缓解小儿惊风。④刮痧：从手指近端向远端刮拭3~5分钟，有助于缓解心痛、神昏、吐泻、惊风、热病等。

第十一章 手少阳三焦经经穴

　　手少阳三焦经在无名指与手厥阴心包经衔接，联系的脏腑器官有耳、目，属三焦，络心包，在目外眦与足少阳胆经相接。三焦经直通头面，所以此经的症状多表现在头部和面部，如头痛、耳鸣、咽肿、面部肿痛等，这些疾病可以通过刺激三焦经上的大穴来调治。

经穴歌诀

三焦经穴二十三，关冲液门中渚间，
阳池外关支沟正，会宗三阳四渎长，
天井清冷渊消泺，臑会肩髎天髎堂，
天牖翳风瘈脉青，颅息角孙耳门当，
和髎耳前发际边，丝竹空在眉外藏。

三焦经上潜伏的疾病

　　三焦经发生病变时，主要表现为以下疾病。

　　经络症：偏头痛、耳鸣耳聋、咽喉肿痛、眼痛等头面五官症疾，以及经络所过部位疼痛如颈项痛、肩背痛、肘臂痛等运动障碍。

　　脏腑症：上焦病变易出现心烦胸闷、心悸、咳喘；中焦病变易出现脾胃胀痛、食欲不振；下焦病变易出现水肿、遗尿、大小便异常等。上焦气绝则喜噫，中焦气绝则不能食，下焦气绝则二便失禁。

　　亢进热证时症状：耳鸣、耳痛、头剧痛、上肢痛、肩颈无力、食欲不振、失眠、发怒。

　　衰弱寒证时症状：上肢无力麻木、面色白、呼吸表浅、发冷、尿少、精神与身体倦怠、忧郁、肌肉松弛无力、听力障碍。

保养三焦经的最佳时间

　　三焦经集中于人体头部、颈部以及手臂外侧。临睡前轻拍三焦经循行路线，有助于睡眠，拍打三五分钟即可，注意拍打的力度，不可过重。如果不想此时睡觉，可听音乐、看书、看电视、练瑜伽，但最好不要超过亥时睡觉。

　　亥时（21：00~23：00）三焦经当令，三焦经最旺。三焦是六腑中最大的腑，为元气、水谷、水液运行之所。此时是十二时辰中最后一个，是人们安歇睡眠的时候。人如果在亥时睡眠，百脉可得到休养，对身体、美容十分有益。

保养禁忌

　　熬夜可能出现内分泌失调的症状，所以尽量不要养成熬夜的不良习惯。

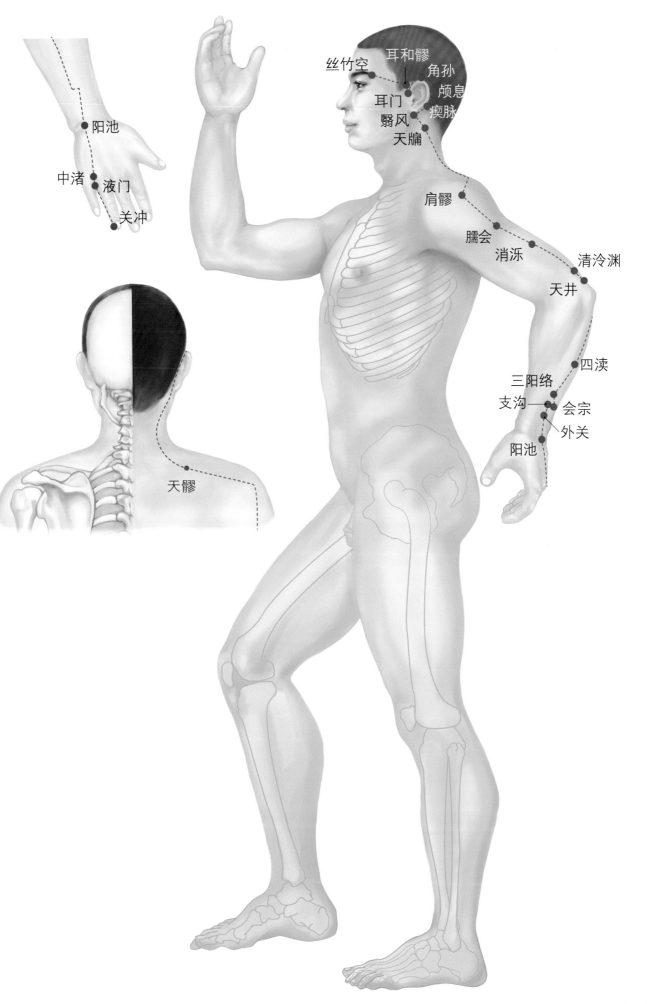

阳池

中渚　液门

关冲

丝竹空　耳和髎
　　　　　　　角孙
耳门　　　　颅息
翳风　　　　瘈脉
天牖

肩髎

臑会

消泺　　　清泠渊

天井

四渎

三阳络
支沟　　会宗
　　　　外关
阳池

天髎

LU 肺经

LI 大肠经

ST 胃经

SP 脾经

HT 心经

SI 小肠经

BL 膀胱经

KI 肾经

PC 心包经

TE 三焦经

GB 胆经

LR 肝经

GV 督脉穴

CV 任脉穴

EX
经外奇穴

关冲 TE1

【主　　治】寒热头痛、热病汗不出等。

【精准定位】在手指，第4指末节尺侧，指甲根角侧上方0.1寸(指寸)。

【快速取穴】沿无名指指甲底部与侧缘引线的交点处即是。

【配　　伍】中暑、昏厥：关冲配人中。

【一穴多用】①按摩：用拇指指尖掐按关冲，有助于缓解头痛、目赤。
②艾灸：用艾条温和灸5~20分钟，有助于缓解头痛、耳鸣。

液门 TE2

【主　　治】热病汗不出、寒热头痛等。

【精准定位】在手背，第4、5指间，指蹼缘上方赤白肉际凹陷中。

【快速取穴】抬臂俯掌，手背部第4、5指指缝间掌指关节前可触及一凹陷处即是。

【配　　伍】喉痛：液门配鱼际。

【一穴多用】①按摩：用拇指指尖掐按液门，有助于缓解热病、中暑、昏迷。
②艾灸：用艾条温和灸5~20分钟，有助于缓解心痛。

中渚 TE3

【主　　治】耳聋、耳鸣等。

【精准定位】在手背，第4、5掌骨间，第4掌指关节近端
凹陷中。

【快速取穴】抬臂俯掌，手背部第4、5指指缝间
掌指关节后可触及一凹陷处即是。

【配　　伍】耳鸣耳聋：中渚配角孙。

【一穴多用】①按摩：用拇指指尖掐按中渚，有助于
缓解头痛、五指屈伸不利。②艾灸：用艾
条温和灸5~20分钟，有助于缓解耳鸣、
耳聋。

阳池 TE4

【主　　治】腕关节红肿不得屈伸、糖尿病等。

【精准定位】在腕后区，腕背侧远端横纹上，指伸肌腱的尺
侧缘凹陷中。

【快速取穴】抬臂垂腕，背面，由第4掌骨向上推至腕
关节横纹，可触及凹陷处即是。

【配　　伍】糖尿病：阳池配脾俞、太溪。

【一穴多用】①按摩：用拇指指尖掐按阳池，有助于缓
解手腕痛。②艾灸：用艾条温和灸5~20
分钟，有助于缓解肩背痛、手腕痛。

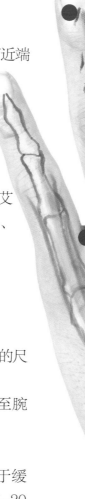

关冲

液门

中渚

阳池

指伸肌腱

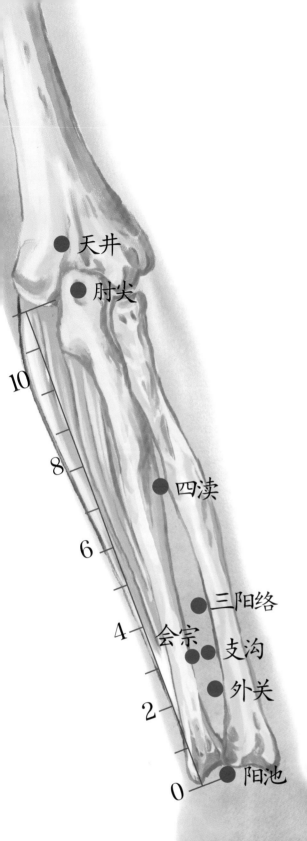

天井

肘尖

10

8

6

四渎

4

三阳络

会宗

支沟

外关

2

阳池

0

外关 TE5

【主　　治】外感热病、感冒、头痛、耳鸣、胸胁痛、肘臂屈伸不利等。

【精准定位】在前臂后区，腕背侧远端横纹上2寸，尺骨与桡骨间隙中点。

【快速取穴】抬臂俯掌，掌腕背横纹中点直上3横指，前臂两骨之间的凹陷处即是。

【配　　伍】偏头痛：外关配太阳、率谷。

【一穴多用】①按摩：用拇指指尖掐按外关200次，有助于缓解耳鸣、头痛、便秘。②艾灸：用艾条温和灸5~20分钟，有助于缓解耳鸣、耳聋、肩背痛等。③刮痧：从上向下刮拭3~5分钟，有助于缓解便秘、耳鸣、伤寒热病。

支沟 TE6

【主　　治】胸胁痛、便秘等。

【精准定位】在前臂后区，腕背侧远端横纹上3寸，尺骨与桡骨间隙中点。

【快速取穴】抬臂俯掌，掌腕背横纹中点直上4横指，前臂两骨之间的凹陷处即是。

【配　　伍】便秘：支沟配足三里、天枢。

【一穴多用】①按摩：用拇指按揉支沟200次，有助于缓解偏头痛。②艾灸：用艾条温和灸5~20分钟，有助于缓解耳鸣、耳聋、偏头痛等。③刮痧：从上向下刮拭3~5分钟，有助于缓解偏头痛、耳鸣、耳聋、暴喑、热病等。

LU 肺经

LI 大肠经

ST 胃经

SP 脾经

HT 心经

SI 小肠经

BL 膀胱经

KI 肾经

PC 心包经

TE 三焦经

GB 胆经

LR 肝经

GV 督脉穴

CV 任脉穴

EX
经外奇穴

会宗 TE7

【主　　治】偏头痛、耳聋、耳鸣、咳喘胸满、臂痛等。

【精准定位】在前臂后区，腕背侧远端横纹上 3 寸，尺骨的桡侧缘。

【快速取穴】腕背横纹中点直上 4 横指，尺骨桡侧，拇指侧按压有酸胀感处即是。

【配　　伍】耳聋：会宗配听会、耳门。

【一穴多用】按摩：用拇指按揉会宗 200 次，有助于缓解耳鸣、耳聋。

三阳络 TE8

【主　　治】臂痛等。

【精准定位】在前臂后区，腕背侧远端横纹上 4 寸，尺骨与桡骨间隙中点。

【快速取穴】先找到支沟 (TE6)，直上 1 横指，前臂两骨之间凹陷处即是。

【配　　伍】上肢不遂：三阳络配曲池、合谷、肩井。

【一穴多用】按摩：用拇指按揉三阳络 200 次，有助于缓解上肢偏瘫。

四渎 TE9

【主　　治】暴喑、耳聋、下牙痛、眼疾等。

【精准定位】在前臂后区，肘尖（EX-UE1）下 5 寸，尺骨与桡骨间隙中点。

【快速取穴】先找到阳池 (TE4)，其与肘尖（EX-UE1）连线上，肘尖（EX-UE1）下 7 横指处即是。

【配　　伍】上肢不遂：四渎配三阳络。

【一穴多用】按摩：用拇指按揉四渎 200 次，有助于缓解手臂酸痛。

天井 TE10

【主　　治】暴喑、眼疾等。

【精准定位】在肘后区，肘尖（EX-UE1）上 1 寸凹陷中。

【快速取穴】屈肘，肘尖（EX-UE1）直上 1 横指凹陷处即是。

【配　　伍】偏头痛：天井配率谷。

【一穴多用】按摩：用拇指按揉天井 200 次，有助于缓解偏头痛。

清冷渊 TE11

【主　　治】臂痛、头项痛、眼疾等。

【精准定位】在臂后区，肘尖（EX-UE1）与肩峰角连线上，肘尖（EX-UE1）上 2 寸。

【快速取穴】屈肘，肘尖（EX-UE1）直上 3 横指凹陷处即是。

【配　　伍】上肢痿、痹、瘫、痛：清冷渊配肩髎、天髎、养老。

【一穴多用】按摩：用拇指按揉清冷渊 200 次，有助于缓解前臂痛。

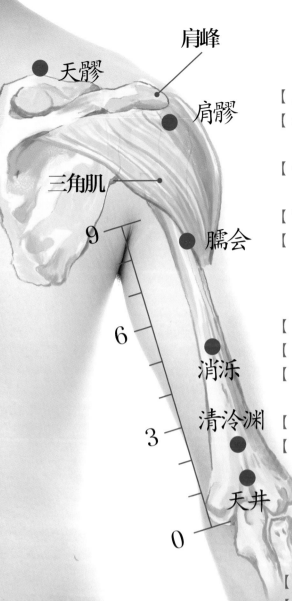

三角肌

9
6
3
0

天髎
肩峰
肩髎
臑会
消泺
清冷渊
天井

消泺 TE12

【主　　治】头项强痛、臂痛、头痛、齿痛等。

【精准定位】在臂后区，肘尖（EX-UE1）与肩峰角连线上，肘尖（EX-UE1）上5寸。

【快速取穴】先取肩髎（TE14），其与肘尖（EX-UE1）连线上，肘尖上7横指处即是。

【配　　伍】肩周炎：消泺配肩髎、臑会、青灵。

【一穴多用】按摩：用拇指按揉消泺200次，有助于缓解头痛。

臑会 TE13

【主　　治】肩胛肿痛、肩臂痛、瘿气、瘰疬等。

【精准定位】在臂后区，肩峰角下3寸，三角肌的后下缘。

【快速取穴】先找到肩髎（TE14），其与肘尖（EX-UE1）连线上，肩髎（TE14）下4横指处即是。

【配　　伍】肘臂挛痛：臑会配肘髎、外关。

【一穴多用】①按摩：用拇指按揉臑会200次，有助于缓解肩臂痛。②艾灸：用艾条温和灸5~20分钟，有助于缓解瘿气、瘰疬等。

肩髎 TE14

【主　　治】肩胛肿痛、肩臂痛、瘿气、瘰疬等。

【精准定位】在三角肌区，肩峰角与肱骨大结节两骨间凹陷中。

【快速取穴】外展上臂，肩峰后下方呈现凹陷处即是。

【配　　伍】肋间神经痛：肩髎配章门。

【一穴多用】①按摩：用拇指按揉肩髎200次，有助于缓解肩臂痛。②艾灸：用艾条温和灸5~20分钟，有助于缓解肩臂冷痛、不能举，肋间神经痛。

天髎 TE15

【主　　治】肩臂痛、颈项僵硬疼痛、胸中烦满等。

【精准定位】在肩胛区，肩胛骨上角骨际凹陷中。

【快速取穴】肩胛部，肩胛骨上角的凹陷处即是。

【配　　伍】颈肩综合征、上肢不遂：天髎配秉风、天宗、清冷渊、臑会。

【一穴多用】①按摩：用拇指按揉天髎200次，有助于缓解肩背痛、落枕。②艾灸：用艾条温和灸5~20分钟，有助于缓解肩背冷痛、上肢痹痛。

LU 肺经

LI 大肠经

ST 胃经

SP 脾经

HT 心经

SI 小肠经

BL 膀胱经

KI 肾经

PC 心包经

TE 三焦经

GB 胆经

LR 肝经

GV 督脉穴

CV 任脉穴

EX 经外奇穴

天牖 TE16

【主　　治】头痛、头晕、突发性耳聋、颈项僵硬等。

【精准定位】在颈部，横平下颌角，胸锁乳突肌的后缘凹陷中。

【快速取穴】找到下颌角，胸锁乳突肌后缘，平下颌角的凹陷处即是。

【配　　伍】偏头痛、耳鸣：天牖配外关、率谷。

【一穴多用】①按摩：用拇指按揉天牖200次，有助于缓解颈痛、偏头痛、耳鸣。

②艾灸：用艾条温和灸5~20分钟，有助于缓解偏头痛、耳鸣。

③刮痧：从上向下刮拭3~5分钟，有助于缓解鼻塞、耳鸣、头昏。

翳风 TE17

【主　　治】耳鸣、耳聋、中耳炎、口眼㖞斜、齿痛、颊肿等。

【精准定位】在颈部，耳垂后方，乳突下端前方凹陷中。

【快速取穴】头偏向一侧，将耳垂下压，所覆盖范围中的凹陷处即是。

【配　　伍】口噤不开：翳风配地仓、承浆、水沟、合谷。

【一穴多用】①按摩：用拇指按揉翳风200次，有助于缓解口噤不开。

②艾灸：用艾条温和灸5~20分钟，有助于治疗面瘫。

瘛脉 TE18

【主　　治】耳鸣、小儿惊厥等。

【精准定位】在头部，乳突中央，角孙（TE20）至翳风（TE17）沿耳轮弧形连线的上2/3与下1/3交点处。

【快速取穴】翳风（TE17）和角孙（TE20）沿耳轮后缘作弧形连线，连线中、下1/3交点处即是。

【配　　伍】头痛：瘛脉配头维、印堂。

【一穴多用】①按摩：用拇指按揉瘛脉200次，有助于缓解头痛、耳鸣。

②艾灸：用艾条温和灸5~20分钟，有助于缓解呕吐、泄泻。

③刮痧：从上向下刮拭3~5分钟，有助于缓解小儿惊风、呕吐等。

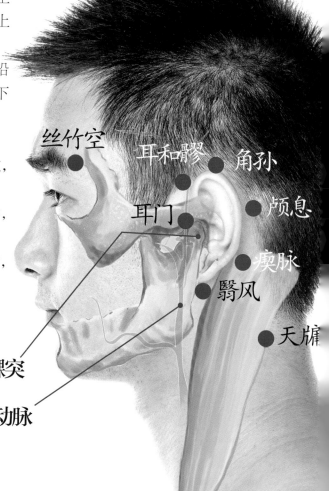

丝竹空　耳和髎　角孙　耳门　颅息　瘛脉　翳风　天牖　下颌骨髁突　颞浅动脉

颅息 TE19

【主　治】耳鸣、头痛、耳聋、小儿惊厥、呕吐、泄泻等。

【精准定位】在头部，角孙（TE20）与翳风（TE17）沿耳轮弧形连线的上1/3与下2/3的交点处。

【快速取穴】翳风（TE17）和角孙（TE20）之间沿耳轮后缘作弧线连线，连线上、中1/3交点处即是。

【配　伍】偏头痛：颅息配天冲、风池。

【一穴多用】①按摩：用拇指按揉颅息200次，有助于缓解偏头痛、耳鸣。

②艾灸：用艾条温和灸5~20分钟，有助于缓解呕吐、泄泻。

角孙 TE20

【主　治】耳部肿痛、目赤肿痛、齿痛、头痛、颈项僵硬等。

【精准定位】在头部，耳尖正对发际处。

【快速取穴】在头部，将耳郭折叠向前，找到耳尖，耳尖直上入发际处即是。

【配　伍】眩晕：角孙配足临泣。

【一穴多用】按摩：用拇指按揉角孙200次，有助于缓解头项痛、耳鸣、眩晕。

耳门 TE21

【主　治】耳鸣、耳聋、聤耳、齿痛等。

【精准定位】在耳区，耳屏上切迹与下颌骨髁突之间的凹陷中。

【快速取穴】耳屏上缘的前方，张口有凹陷处即是。

【配　伍】牙痛：耳门配丝竹空。

【一穴多用】按摩：用拇指按揉耳门200次，有助于缓解牙痛、耳鸣。

耳和髎 TE22

【主　治】牙关拘急、口眼㖞斜、头重痛、耳鸣、颌肿等。

【精准定位】在头部，鬓发后缘，耳郭根的前方，颞浅动脉的后缘。

【快速取穴】在头侧部，沿鬓发后缘作垂直线，沿耳郭根部作水平线，两者交点处即是。

【配　伍】耳聋：耳和髎配养老、完骨。

【一穴多用】①按摩：用拇指按揉耳和髎200次，有助于缓解耳聋、耳鸣。

②艾灸：用艾条温和灸5~20分钟，有助于缓解耳鸣、耳聋。

丝竹空 TE23

【主　治】头痛、齿痛、目眩、目赤肿痛、眼睑瞤动等。

【精准定位】在面部，眉梢凹陷中。

【快速取穴】在面部，眉毛外侧缘眉梢凹陷处即是。

【配　伍】牙痛：丝竹空配耳门。

【一穴多用】按摩：用拇指掐揉丝竹空200次，有助于缓解牙痛、头晕、目上视。

第十二章 足少阳胆经经穴

足少阳胆经在目外眦与手少阳三焦经衔接，联系的脏腑器官有目、耳，属胆，络肝，在足大趾甲后与足厥阴肝经相接。胆经贯穿全身上下，上至头面部，中到肩胸肚腹，下至足部，因此身体上很多问题都能通过刺激胆经得到缓解，是众人喜爱的明星经脉。

经穴歌诀

足少阳起瞳子髎，四十四穴君记牢，
听会上关颔厌集，悬颅悬厘曲鬓分，
率谷天冲浮白次，窍阴完骨本神交，
阳白临泣目窗开，正营承灵脑空怀，
风池肩井与渊腋，辄筋日月京门结，
带脉五枢维道连，居髎环跳风市间，
中渎阳关阳陵泉，阳交外丘光明宜，
阳辅悬钟丘墟外，临泣地五会侠溪，
四趾外端足窍阴，胆经经穴仔细扪。

胆经上潜伏的疾病

胆经发生病变时，主要表现为以下疾病。

经络症：口苦口干、偏头痛、白发、脱发、怕冷怕热，经脉所过部位疼痛如缺盆和腋下肿痛、膝或踝关节痛、坐骨神经痛。

脏腑症：胸胁苦满、胆怯易惊、食欲不振、喜叹气、失眠、易怒、皮肤萎黄、便秘等。

亢进热证时症状：口苦、胸胁胀满、颈或下颌疼痛、喉咙不适、失眠、头痛、便秘、髀或腿膝胫踝外侧痉挛疼痛、足下热。

衰弱寒证时症状：虚弱、关节肿胀、下肢无力、目黄、吐苦水、嗜睡、夜汗、惊悸叹气、呼吸沉闷、便溏。

保养胆经的最佳时间

胆经循行路线长，从头到脚，部位多，功能广。如果选择子时入睡，可在睡前轻拍胆经，头部可用手指刮拭，以舒适为宜，用力不可过重，否则不利于入睡。每次3分钟即可。

子时（23:00~1:00）一阳初生，犹如种子开始发芽，嫩芽受损影响最大。这时不要熬夜，要及时上床睡觉。人在子时前入睡，晨醒后头脑清晰，气色红润，没有黑眼圈。反之，常于子时内不能入睡者，则气色青白，眼眶昏黑。同时因胆汁排毒代谢不良，更容易生成结晶、结石。

保养禁忌

子时最好不要吃夜宵或者做剧烈运动，以免影响入睡。

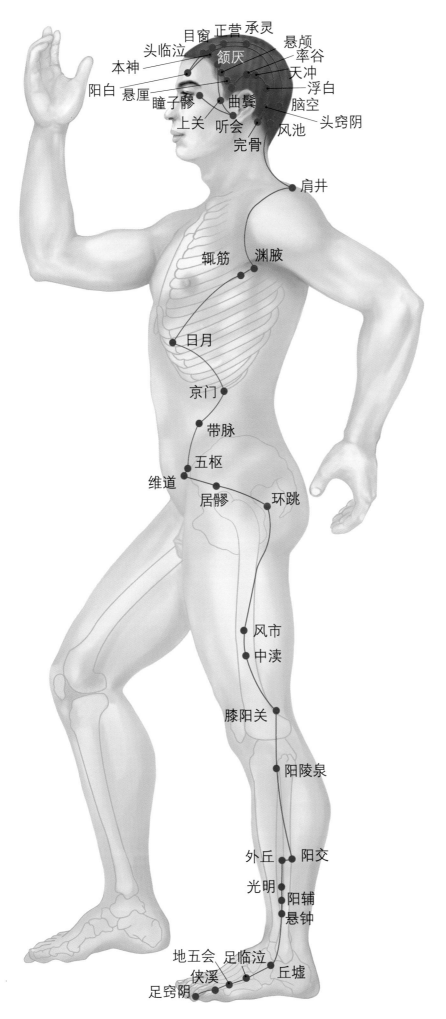

目窗 正营 承灵
头临泣 颔厌 悬颅
本神 率谷
阳白 悬厘 天冲
瞳子髎 曲鬓 浮白
上关 脑空
听会 头窍阴
完骨 风池

肩井

辄筋 渊腋

日月

京门

带脉

五枢

维道 环跳
居髎

风市
中渎

膝阳关

阳陵泉

外丘 阳交
光明 阳辅
悬钟

地五会 足临泣
侠溪 丘墟
足窍阴

LU 肺经	
LI 大肠经	
ST 胃经	
SP 脾经	
HT 心经	
SI 小肠经	
BL 膀胱经	
KI 肾经	
PC 心包经	
TE 三焦经	
GB 胆经	
LR 肝经	
GV 督脉穴	
CV 任脉穴	
EX 经外奇穴	

瞳子髎 GB1

【主　　治】头痛眩晕、口眼㖞斜、目痛、迎风流泪、目生翳膜等。

【精准定位】在面部，目外眦外侧 0.5 寸凹陷中。

【快速取穴】正坐，目外眦旁，眼眶外侧缘处即是。

【配　　伍】目生内障：瞳子髎配睛明。

【一穴多用】①按摩：用拇指掐揉瞳子髎 200 次，有助于缓解多种目疾。
②艾灸：用艾条温和灸 5~20 分钟，有助于缓解近视、偏头痛。

听会 GB2

【主　　治】头痛眩晕、口眼㖞斜、耳鸣、耳聋等。

【精准定位】在面部，耳屏间切迹与下颌骨髁突之间的凹陷中。

【快速取穴】正坐，耳屏下缘前方，张口有凹陷处即是。

【配　　伍】耳鸣、耳聋：听会配听宫。

【一穴多用】①按摩：用拇指掐揉听会 200 次，有助于缓解耳鸣、耳聋。
②艾灸：用艾条温和灸 5~20 分钟，有助于缓解耳鸣耳聋、下颌关节炎。

上关 GB3

【主　　治】头痛眩晕、耳鸣、耳聋。

【精准定位】在面部，颧弓上缘中央凹陷中。

【快速取穴】正坐，耳屏往前 2 横指，耳前颧骨弓上缘凹陷处即是。

【配　　伍】下颌关节炎、牙关紧闭：上关配耳门、合谷、颊车。

【一穴多用】①按摩：用拇指掐揉上关 200 次，有助于缓解耳鸣、下颌关节炎。
②艾灸：用艾条温和灸 5~20 分钟，有助于缓解下颌关节炎、口眼㖞斜、牙痛、面痛。

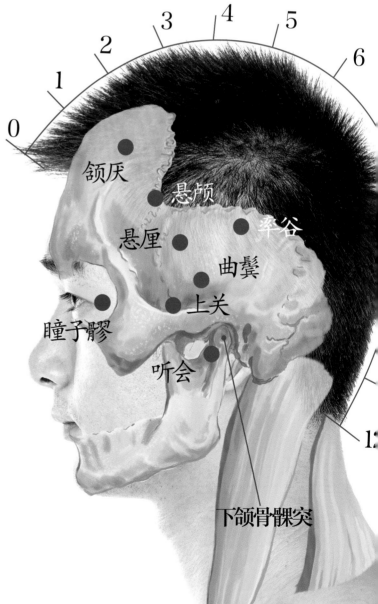

颔厌 GB4

【主　治】头痛眩晕、耳鸣、耳聋等。

【精准定位】在头部，从头维(ST8)至曲鬓(GB7)的弧形连线(其弧度与鬓发弧度相应)的上1/4与下3/4的交点处。

【快速取穴】先找到头维(ST8)和曲鬓(GB7)，两穴连线上1/4处即是。

【配　伍】偏头痛：颔厌配悬颅。

【一穴多用】按摩：用拇指按揉颔厌200次，有助于缓解偏头痛、目外眦痛等。

悬颅 GB5

【主　治】偏头痛等。

【精准定位】在头部，头维(ST8)至曲鬓(GB7)的弧形连线(其弧度与鬓发弧度相应)的中点处。

【快速取穴】先找到头维(ST8)和曲鬓(GB7)，两穴连线中点处即是。

【配　伍】偏头痛：悬颅配颔厌。

【一穴多用】按摩：用拇指按揉悬颅200次，有助于缓解偏头痛、目外眦痛等。

悬厘 GB6

【主　治】头痛、眩晕等。

【精准定位】在头部，从头维(ST8)至曲鬓(GB7)的弧形连线(其弧度与鬓发弧度相应)的上3/4与下1/4的交点处。

【快速取穴】先找到头维(ST8)和曲鬓(GB7)，两穴连线，下1/4处即是。

【配　伍】热病偏头痛：悬厘配鸠尾。

【一穴多用】按摩：用拇指按揉悬厘200次，有助于缓解偏头痛、目外眦痛等。

曲鬓 GB7

【主　治】头痛、眩晕等。

【精准定位】在头部，耳前鬓角发际后缘与耳尖水平线的交点处。

【快速取穴】在耳前鬓角发际后缘作垂直线，与耳尖水平线相交处即是。

【配　伍】目赤肿痛：曲鬓配风池、太冲。

【一穴多用】按摩：用拇指按揉曲鬓200次，有助于缓解偏头痛、口噤等。

率谷 GB8

【主　治】头痛、眩晕、小儿惊风等。

【精准定位】在头部，耳尖直上入发际1.5寸。

【快速取穴】先找到角孙(TE20)，直上2横指处即是。

【配　伍】小儿急慢惊风、眩晕、耳鸣：率谷配印堂、太冲、合谷。

【一穴多用】按摩：用拇指按揉率谷200次，有助于缓解偏头痛、眩晕、呕吐等。

LU 肺经

LI 大肠经

ST 胃经

SP 脾经

HT 心经

SI 小肠经

BL 膀胱经

KI 肾经

PC 心包经

TE 三焦经

GB 胆经

LR 肝经

GV 督脉穴

CV 任脉穴

EX
经外奇穴

天冲 GB9

【主　　治】头痛、眩晕等。

【精准定位】在头部，耳根后缘直上，入发际2寸。

【快速取穴】耳根后缘，直上入发际3横指处即是。

【配　　伍】头痛：天冲配目窗、风池。

【一穴多用】①按摩：用拇指按揉天冲200次，有助于缓解偏头痛、眩晕等。②艾灸：用艾条温和灸5~20分钟，有助于缓解偏头痛。③刮痧：从上向下刮拭3~5分钟，有助于缓解惊悸、癫狂、痫证等。

浮白 GB10

【主　　治】头痛、颈项强痛等。

【精准定位】在头部，耳后乳突的后上方，从天冲（GB9）至完骨（GB12）的弧形连线（其弧度与耳郭弧度相应）的上1/3与下2/3交点处。

【快速取穴】天冲（GB9）和完骨（GB12），两者弧形连线上1/3处即是。

【配　　伍】耳鸣、耳聋：浮白配听会、中渚。

【一穴多用】①按摩：用拇指按揉浮白200次，有助于缓解耳鸣、耳聋、头痛等。②艾灸：用艾条温和灸5~20分钟，有助于缓解耳鸣耳聋。③刮痧：从上向下刮拭3~5分钟，有助于缓解面肿、牙痛、瘿瘤、瘰疬等。

头窍阴 GB11

【主　　治】头痛眩晕、口眼㖞斜、耳鸣、耳聋、齿痛、胸胁痛、口苦等。

【精准定位】在头部，耳后乳突的后上方，从天冲（GB9）至完骨（GB12）的弧形连线（其弧度与耳郭弧度相应）的上2/3与下1/3交点处。

【快速取穴】天冲（GB9）和完骨（GB12），两者弧形连线，下1/3处即是。

【配　　伍】头痛：头窍阴配强间。

【一穴多用】①按摩：用拇指按揉头窍阴200次，有助于缓解头痛、眩晕等。②艾灸：用艾条温和灸5~20分钟，有助于缓解颈项强痛、耳鸣、耳聋。③刮痧：从上向下刮拭3~5分钟，有助于缓解口苦、头痛、眩晕等。

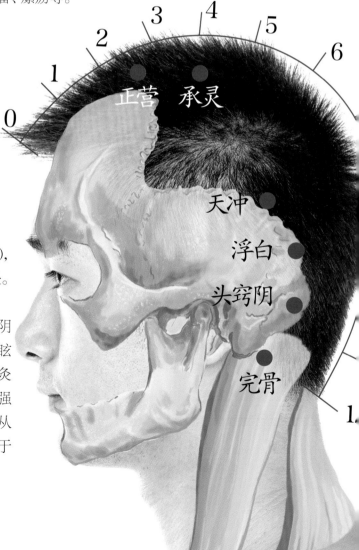

完骨 GB12

【主　　治】头痛眩晕、耳鸣、耳聋等。

【精准定位】在头部，耳后乳突的后下方凹陷中。

【快速取穴】耳后下方，可摸到一明显突起，其后下方凹陷处即是。

【配　　伍】疟疾：完骨配风池、大杼。

【一穴多用】按摩：用拇指按揉完骨 200 次，有助于缓解头痛、颈项强痛等。

本神 GB13

【主　　治】头痛、眩晕、颈项强直等。

【精准定位】在头部，前发际上 0.5 寸，头正中线旁开 3 寸。

【快速取穴】正坐，从外眼角直上入前发际半横指，按压有酸痛感处即是。

【配　　伍】小儿惊痫：本神配前顶、囟会、天柱。

【一穴多用】按摩：用拇指按揉本神 200 次，有助于缓解头痛、目眩等。

阳白 GB14

【主　　治】头痛、眩晕、颈项强直、眼红肿疼痛、近视、面瘫等。

【精准定位】在头部，眉上 1 寸，瞳孔直上。

【快速取穴】正坐，眼向前平视，自瞳孔直上眉上 1 横指处即是。

【配　　伍】目赤肿痛、视物昏花：阳白配太阳、睛明、鱼腰。

【一穴多用】按摩：用拇指或中指按揉阳白 200 次，有助于防治眼部疾患。

头临泣 GB15

【主　　治】头痛目眩、目赤肿痛、耳鸣耳聋等。

【精准定位】在头部，前发际上 0.5 寸，瞳孔直上。

【快速取穴】正坐，眼向前平视，自瞳孔直上，入前发际半横指处即是。

【配　　伍】疟疾：头临泣配大椎、间使、胆俞、肝俞。

【一穴多用】按摩：用拇指或中指按揉头临泣 200 次，有助于缓解头痛、目眩、迎风流泪等。

目窗 GB16

【主　　治】头痛头晕、小儿惊痫等。

【精准定位】在头部，前发际上 1.5 寸，瞳孔直上。

【快速取穴】正坐，眼向前平视，自瞳孔直上，入发际 2 横指处即是。

【配　　伍】面目水肿：目窗配陷谷。

【一穴多用】艾灸：用艾条温和灸 5~20 分钟，有助于缓解面部水肿。

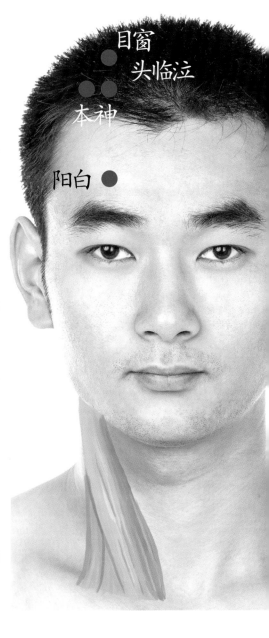

目窗
头临泣
本神
阳白

LU 肺经

LI 大肠经

ST 胃经

SP 脾经

HT 心经

SI 小肠经

BL 膀胱经

KI 肾经

PC 心包经

TE 三焦经

GB 胆经

LR 肝经

GV 督脉穴

CV 任脉穴

EX 经外奇穴

正营 GB17

【主　　治】头痛头晕、面目浮肿、目赤肿痛等。

【精准定位】在头部，前发际上2.5寸，瞳孔直上。

【快速取穴】取前发际作一水平线，与瞳孔作一垂直线，两线交点处向上2.5寸处即是。

【配　　伍】头痛、眩晕、目赤肿痛：正营配阳白、太冲、风池。

【一穴多用】按摩：用拇指或中指按揉正营200次，有助于缓解头痛、眩晕等。

承灵 GB18

【主　　治】头痛、眩晕、目痛等。

【精准定位】在头部，前发际上4寸，瞳孔直上。

【快速取穴】百会(GV20)向前1横指作一水平线，再与瞳孔作一垂直线，两条线交点处即是。

【配　　伍】鼻出血：承灵配风池、风门、后溪。

【一穴多用】按摩：用拇指或中指按揉承灵200次，有助于缓解头痛、眩晕等。

脑空 GB19

【主　　治】头痛、癫痫、惊悸。

【精准定位】在头部，横平枕外隆凸的上缘，风池(GB20)直上。

【快速取穴】后脑勺摸到隆起的最高骨作水平线，与头正中线交点旁开3横指处即是。

【配　　伍】颈项强痛：脑空配悬钟、后溪。

【一穴多用】①按摩：用拇指或中指按揉脑空200次，有助于缓解头痛、眩晕等。

②艾灸：用艾条温和灸5~20分钟，有助于缓解头痛。

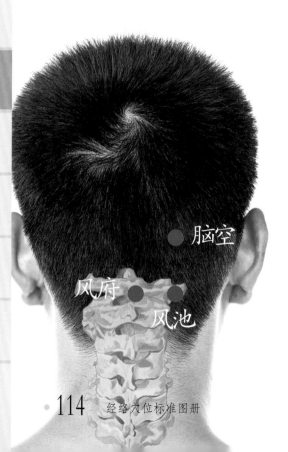

风池 GB20

【主　　治】外感发热、颈项强痛、头痛头晕、失眠、迎风流泪、耳鸣耳聋。

【精准定位】在颈后区，枕骨之下，胸锁乳突肌上端与斜方肌上端之间的凹陷中。

【快速取穴】正坐，后头骨下两条大筋外缘陷窝中，与耳垂齐平处即是。

【配　　伍】偏正头痛：风池配合谷。

【一穴多用】①按摩：用拇指或中指按揉风池200次，有助于缓解颈项强痛等。②艾灸：用艾条温和灸5~20分钟，有助于缓解头痛、鼻塞。③刮痧：从上向下刮拭3~5分钟，有助于缓解头痛、感冒、颈项强痛等。

肩井 GB21

【主　　治】肩臂疼痛、乳腺炎等。

【精准定位】在肩胛区，第7颈椎棘突与肩峰最外侧点连线的中点。

【快速取穴】大椎（GV14）与锁骨肩峰端，两者连线中点处即是。

【配　　伍】脚气酸痛：肩井配足三里、阳陵泉。

【一穴多用】①按摩：用拇指按揉肩井200次，有助于缓解肩背痹痛。②艾灸：用艾条温和灸5~20分钟，有助于缓解脑卒中。③拔罐：用火罐留罐5~10分钟，或连续走罐5分钟，有助于缓解肩背痛、手臂不举。④刮痧：从上向下刮拭3~5分钟，有助于缓解乳痈、颈项强痛等。

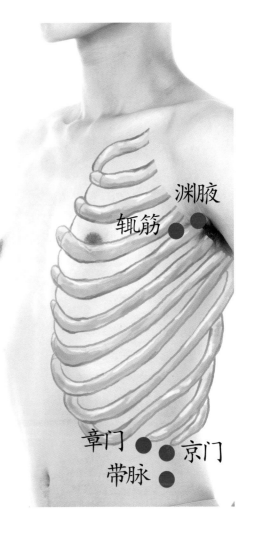

渊腋 GB22

【主　　治】胸满、胁痛、腋下肿、臂痛不举等。

【精准定位】在胸外侧区，第4肋间隙中，在腋中线上。

【快速取穴】正坐举臂，在腋中线上，第4肋间隙中即是。

【配　　伍】胸胁痛：渊腋配大包、支沟。

【一穴多用】①按摩：用拇指按揉渊腋200次，有助于缓解胸满胁痛。②艾灸：用艾条温和灸5~20分钟，有助于缓解胸胁痛、肋间神经痛等。

辄筋 GB23

【主　　治】胸胁痛、咳嗽、气喘、呕吐、吞酸等。

【精准定位】在胸外侧区，第4肋间隙中，腋中线前1寸。

【快速取穴】正坐举臂，从渊腋向前下1横指处即是。

【配　　伍】胸胁痛：辄筋配阳陵泉、支沟。

【一穴多用】①按摩：用拇指按揉辄筋200次，有助于缓解胸满胁痛、咳嗽气喘等。②艾灸：用艾条温和灸5~20分钟，有助于缓解胸胁痛、肋间神经痛等。

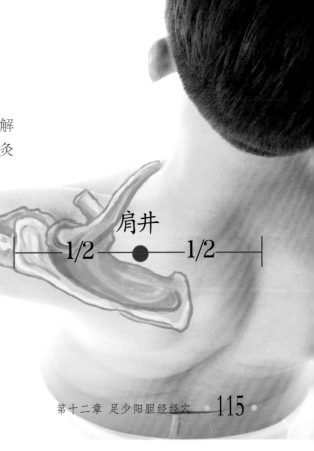

LU 肺经

LI 大肠经

ST 胃经

SP 脾经

HT 心经

SI 小肠经

BL 膀胱经

KI 肾经

PC 心包经

TE 三焦经

GB 胆经

LR 肝经

GV 督脉穴

CV 任脉穴

EX 经外奇穴

日月 GB24

【主　　治】呃逆、反胃、吞酸等。

【精准定位】在胸部，第7肋间隙中，前正中线旁开4寸。

【快速取穴】正坐或仰卧，自乳头垂直向下推3个肋间隙，按压有酸胀感处即是。

【配　　伍】胁胀痛：日月配支沟、丘墟。

【一穴多用】①按摩：用拇指按揉日月200次，有助于缓解胸满胁痛、吞酸。②艾灸：用艾条温和灸5~20分钟，有助于缓解胸胁痛。

京门 GB25

【主　　治】胁肋痛、腹胀、腰脊痛等。

【精准定位】在上腹部，第12肋骨游离端的下际。

【快速取穴】章门(LR13)后2横指处即是。

【配　　伍】脊强脊痛：京门配身柱、筋缩、命门。

【一穴多用】①按摩：用拇指按揉京门200次，有助于缓解胸满胁痛、腹痛。②艾灸：用艾条温和灸5~20分钟，有助于缓解胸胁痛、腹痛、水肿等。

带脉 GB26

【主　　治】月经不调、赤白带下、闭经、痛经等。

【精准定位】在侧腹部，第11肋骨游离端垂线与脐水平线的交点上。

【快速取穴】腋中线与肚脐水平线相交处即是。

【配　　伍】赤白带下：带脉配关元、气海、三阴交、白环俞、间使。

【一穴多用】①按摩：用拇指按揉带脉200次，有助于缓解月经不调、赤白带下。②艾灸：用艾条温和灸5~20分钟，有助于缓解月经不调等。

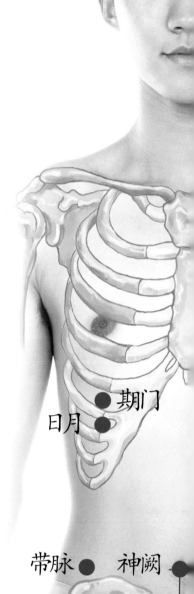

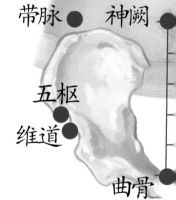

五枢 GB27

【主　　治】少腹痛、月经不调、赤白带下等。
【精准定位】在下腹部，横平脐下3寸，髂前上棘
　　　　　　内侧。
【快速取穴】从肚脐向下4横指处作水平线，与髂
　　　　　　前上棘相交内侧处即是。
【一穴多用】①按摩：用拇指按揉五枢200次，有助
　　　　　　　于缓解月经不调、赤白带下。
　　　　　　②艾灸：用艾条温和灸5~20分钟，有
　　　　　　　助于缓解月经不调、少腹痛、疝气等。

维道 GB28

【主　　治】月经不调、赤白带下等。
【精准定位】在下腹部，髂前上棘内下0.5寸。
【快速取穴】五枢（GB27）前下半横指处即是。
【配　　伍】月经不调：维道配三阴交。
【一穴多用】按摩：用拇指按揉维道200次，有助于缓解少腹痛、
　　　　　　疝气、月经不调。

居髎 GB29

【主　　治】腰腿痹痛、瘫痪、足痿、疝气等。
【精准定位】在臀区，髂前上棘与股骨大转子最凸点连线的中
　　　　　　点处。
【快速取穴】股骨大转子是髋部最高隆起处，髂前上棘与股骨
　　　　　　大转子二者连线中点处即是。
【配　　伍】腿风湿痛：居髎配环跳、委中。
【一穴多用】按摩：用拇指按揉居髎200次，有助于缓解腿痛、
　　　　　　少腹痛。

环跳 GB30

【主　　治】腰胯疼痛、挫闪腰痛、下肢痿痹、膝踝肿痛、遍身风疹、半身不遂等。
【精准定位】在臀区，股骨大转子最凸点与骶管裂孔连线的外1/3与内2/3交点处。
【快速取穴】股骨大转子最高点与骶管裂孔作一直线，下2/3处即是。
【配　　伍】风疹：环跳配风池、曲池。
【一穴多用】①按摩：用拇指按揉或弹拨环跳200次，有助于缓解腰腿痛。
　　　　　　②艾灸：用艾条温和灸5~20分钟，有助于缓解下肢痹痛。

髂前上棘 —— 五枢
维道
居髎
股骨大转子
环跳

LU 肺经

LI 大肠经

ST 胃经

SP 脾经

HT 心经

SI 小肠经

BL 膀胱经

KI 肾经

PC 心包经

TE 三焦经

GB 胆经

LR 肝经

GV 督脉穴

CV 任脉穴

EX
经外奇穴

风市 GB31

【主　　治】下肢痿痹、遍身瘙痒等。

【精准定位】在股部，直立垂手，掌心贴于大腿时，中指尖所指凹陷中，髂胫束后缘。

【快速取穴】直立垂手，手掌并拢伸直，中指尖处即是。

【配　　伍】类风湿性关节炎：风市配大杼。

【一穴多用】①按摩：用拇指按揉风市 200 次，有助于缓解下肢痹痛。

②艾灸：用艾条温和灸 5~20 分钟，有助于缓解下肢痹痛、下肢偏瘫。

中渎 GB32

【主　　治】下肢痿痹、麻木、半身不遂等。

【精准定位】在股部，腘横纹上 7 寸，髂胫束后缘。

【快速取穴】先找到风市 (GB31)，直下 3 横指处即是。

【配　　伍】脑卒中后遗症：中渎配环跳。

【一穴多用】①按摩：用拇指按揉中渎 200 次，有助于缓解大腿外侧痹痛。

②艾灸：用艾条温和灸 5~20 分钟，有助于缓解下肢痹痛、麻木。

膝阳关 GB33

【主　　治】膝髌肿痛、腘筋挛急、小腿麻木等。

【精准定位】在膝部，股骨外上髁后上缘，股二头肌腱与髂胫束之间的凹陷中。

【快速取穴】屈膝呈 90°，膝上外侧有一高骨，其上方有一凹陷处即是。

【配　　伍】半身不遂：膝阳关配曲池。

【一穴多用】①按摩：用拇指按揉膝阳关 200 次，有助于缓解膝痛、腿痛。

②艾灸：用艾条温和灸 5~20 分钟，有助于缓解膝痛、下肢痹痛。

阳陵泉 GB34

【主　　治】头痛、耳鸣、耳聋，呕吐胆汁、寒热往来、黄疸、膝肿痛、下肢痿痹、麻木等。

【精准定位】在小腿外侧，腓骨头前下方凹陷中。

【快速取穴】屈膝 90°，膝关节外下方，腓骨头前下方凹陷处即是。

【配　　伍】胸胁痛：阳陵泉配上廉。

【一穴多用】①按摩：用拇指按揉阳陵泉 200 次，有助于缓解头痛、耳鸣耳聋等。

②艾灸：用艾条温和灸 5~20 分钟，有助于缓解膝痛、下肢痹痛、呕吐、胁肋痛。

阳交 GB35

【主　　治】膝痛、足胫痿痹等。

【精准定位】在小腿外侧，外踝尖上 7 寸，腓骨后缘。

【快速取穴】腘横纹头与外踝尖连线上，中点向下 1 横指，腓骨后缘处即是。

【配　　伍】两足麻木：阳交配阳辅、行间、昆仑、丘墟。

【一穴多用】①按摩：用拇指按揉阳交 200 次，有助于缓解下肢痹痛。②艾灸：用艾条温和灸 5~20 分钟，有助于缓解下肢痹痛。

外丘 GB36

【主　　治】癫痫等。

【精准定位】在小腿外侧，外踝尖上 7 寸，腓骨前缘。

【快速取穴】腘横纹头与外踝尖连线上，中点向下 1 横指，腓骨前缘处即是。

【配　　伍】癫痫：外丘配间使、丰隆。

【一穴多用】按摩：用拇指按揉外丘 200 次，有助于缓解胁肋痛、下肢痹痛。

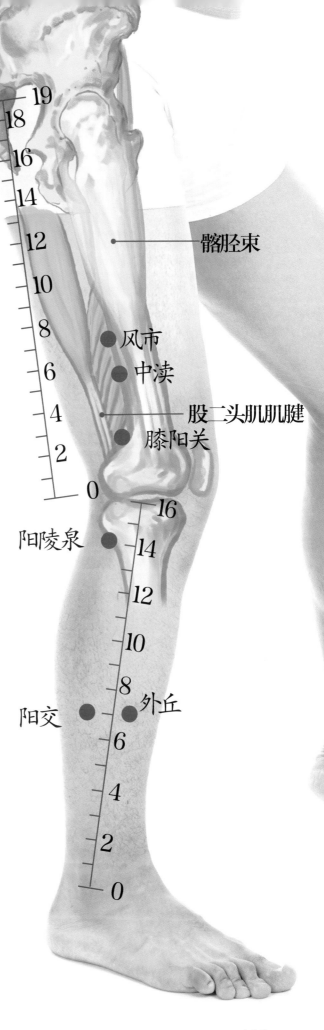

髂胫束

风市

中渎

股二头肌肌腱

膝阳关

阳陵泉

阳交

外丘

LU 肺经

LI 大肠经

ST 胃经

SP 脾经

HT 心经

SI 小肠经

BL 膀胱经

KI 肾经

PC 心包经

TE 三焦经

GB 胆经

LR 肝经

GV 督脉穴

CV 任脉穴

EX 经外奇穴

光明 GB37

【主　　治】目赤肿痛、视物不明等。

【精准定位】在小腿外侧，外踝尖上5寸，腓骨前缘。

【快速取穴】先找到悬钟(GB39)，其上3横指，腓骨前缘处即是。

【配　　伍】白内障：光明配合谷、睛明。

【一穴多用】①按摩：用拇指按揉光明200次，有助于缓解下肢痹痛、目痛等。

②艾灸：用艾条温和灸5~20分钟，有助于辅助治疗白内障。

阳辅 GB38

【主　　治】半身不遂、下肢麻痹、腰痛、偏头痛等。

【精准定位】在小腿外侧，外踝尖上4寸，腓骨前缘。

【快速取穴】先找到悬钟(GB39)，其上1横指，腓骨前缘处即是。

【配　　伍】下肢痿痹之足内翻畸形：阳辅配飞扬、金门。

【一穴多用】①按摩：用拇指按揉阳辅200次，有助于缓解下肢痹痛、偏头痛。

②艾灸：用艾条温和灸5~20分钟，有助于缓解下肢痹痛。

悬钟 GB39

【主　　治】颈项僵硬、四肢关节酸痛、跟骨痛、头晕、失眠、记忆减退、耳鸣耳聋、高血压等。

【精准定位】在小腿外侧，外踝尖上3寸，腓骨前缘。

【快速取穴】外踝尖直上4横指处，腓骨前缘处即是。

【配　　伍】高脂血症：悬钟配丰隆。

【一穴多用】①按摩：用拇指按揉悬钟200次，有助于缓解腰腿痛、头晕、失眠。

②艾灸：用艾条温和灸5~20分钟，有助于缓解下肢痹痛、失眠、耳鸣、耳聋等。

丘墟 GB40

【主　　治】胸胁痛等。

【精准定位】在踝区，外踝的前下方，趾长伸肌腱的外侧凹陷中。

【快速取穴】脚掌背伸，足背可见明显趾长伸肌腱，其外侧、足外踝前下方凹陷处即是。

【配　　伍】踝跟足痛：丘墟配昆仑。

【一穴多用】①按摩：用拇指按揉丘墟200次，有助于缓解外踝痛。

②艾灸：用艾条温和灸5~20分钟，有助于缓解外踝痛、胁肋痛。

足临泣 GB41

【主　　治】头痛目眩、目赤肿痛、齿痛、咽肿、耳聋、乳痈、腋下肿、胁肋痛等。

【精准定位】在足背，第4、5跖骨底结合部的前方，第5趾长伸肌腱外侧凹陷中。

【快速取穴】坐位，小趾长伸肌腱外侧凹陷中，按压有酸胀感处即是。

【配　　伍】月经不调：足临泣配三阴交。

【一穴多用】①按摩：用拇指按揉足临泣200次，有助于缓解月经不调、外踝痛、头痛、目眩等。

②艾灸：用艾条温和灸5~20分钟，有助于缓解月经不调、头痛、胁肋痛。

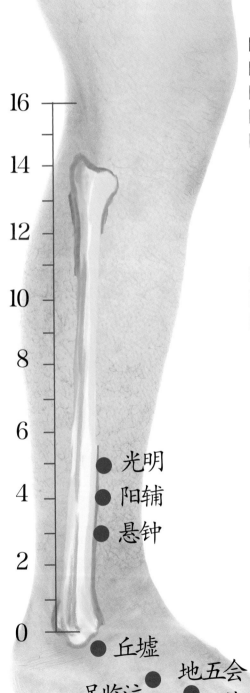

地五会 GB42

【主　　治】头痛目眩、目赤肿痛、咽肿、耳聋等。

【精准定位】在足背，第4、5跖骨间，第4跖趾关节近端凹陷中。

【快速取穴】坐位，小趾向上翘起，小趾长伸肌腱内侧缘处即是。

【配　　伍】耳鸣、腰痛：地五会配耳门、足三里。

【一穴多用】①按摩：用拇指按揉地五会200次，有助于缓解头痛、耳鸣、耳聋等。②艾灸：用艾条温和灸5~20分钟，有助于缓解头痛、耳鸣、耳聋、足冷等。

侠溪 GB43

【主　　治】头痛、耳鸣、耳聋、目痛、颊肿等。

【精准定位】在足背，第4、5趾间，趾蹼缘后方赤白肉际处。

【快速取穴】坐位，在足背部第4、5两趾之间连接处的缝纹头处即是。

【配　　伍】眩晕、耳鸣、耳聋：侠溪配阳白、风池、头临泣。

【一穴多用】①按摩：用拇指按揉侠溪200次，有助于缓解头痛、耳鸣、耳聋等。②艾灸：用艾条温和灸5~20分钟，有助于缓解头痛、耳鸣、耳聋、足冷等。

足窍阴 GB44

【主　　治】偏头痛、目赤肿痛、耳鸣、耳聋、胸胁痛等。

【精准定位】在足趾，第4趾末节外侧，趾甲根角侧后方0.1寸（指寸）。

【快速取穴】坐位，第4趾趾甲外侧缘与下缘各作一垂线交点处即是。

【配　　伍】偏头痛：足窍阴配头维、太阳。

【一穴多用】①按摩：用拇指按揉足窍阴200次，有助于缓解偏头痛。②艾灸：用艾条温和灸5~20分钟，有助于缓解足冷、胁肋痛等。

光明

阳辅

悬钟

丘墟

足临泣

地五会

侠溪

足窍阴

第十三章 足厥阴肝经经穴

足厥阴肝经在足大趾甲后与足少阳胆经衔接,联系的脏腑器官有肺、胃、肾、眼、和咽喉,属肝,络胆,在肺中与手太阴肺经相接。肝和人的情绪紧密相连,肝经出现问题,人的情绪就会烦躁、低落,与之相联的脏器功能就不能得到很好的发挥,进而影响全身健康。

经穴歌诀

足厥阴经十四穴,首穴大敦末期门,

前阴生殖肠胆病,气血五脏治最灵,

大敦大趾外甲角,行间两趾缝中讨,

太冲关节后凹陷,中封踝前腱内间,

蠡沟胫中踝上五,中都踝上七寸呼,

膝关阴陵后一寸,曲泉股骨内髁后,

阴包肌间膝上四,五里气下三寸司,

阴廉气下二寸中,急脉二五动脉动,

章门十一肋下端,期门乳下二肋全。

肝经上潜伏的疾病

肝经和肝、胆、胃、肺、眼、咽喉都有联系,肝经有病就会出现以下问题。

经络症:口苦口干、头晕目眩(高血压)、头顶重坠、眼睛干涩、胸胁胀痛、肋间神经痛、小腹胀痛及经脉所过部位的疾病。

脏腑症:胸胁苦满、情志抑郁、脂肪肝、月经不调、乳腺增生、子宫肌瘤、前列腺肥大、疝气等。

亢进热证时症状:头痛、肤黄、腰痛、小便困难疼痛、痛经、易怒、兴奋易冲动。

衰弱寒证时症状:眩晕、面色白、性冷淡、大腿与骨盆疼痛、下肢无力、易倦、视力模糊、易惊恐。

保养肝经的最佳时间

肝经从足部大敦至胸部期门,左右共28穴。夜晚应静卧休息,不必刺激肝经上的穴位。心情不畅时,可刺激期门和胆经的日月,来保养肝经。

中医理论认为"肝藏血""人卧则血归于肝"。丑时(01:00~03:00)保持熟睡是对肝最好的关怀。如果丑时不能入睡,肝脏还在输出能量支持人的思维和行动,就无法很好地完成新陈代谢。

保养禁忌

熬夜对肝经的伤害很大,丑时前未能入睡者,面色青灰,情志怠慢而躁,易生肝病,脸色晦暗易长斑。

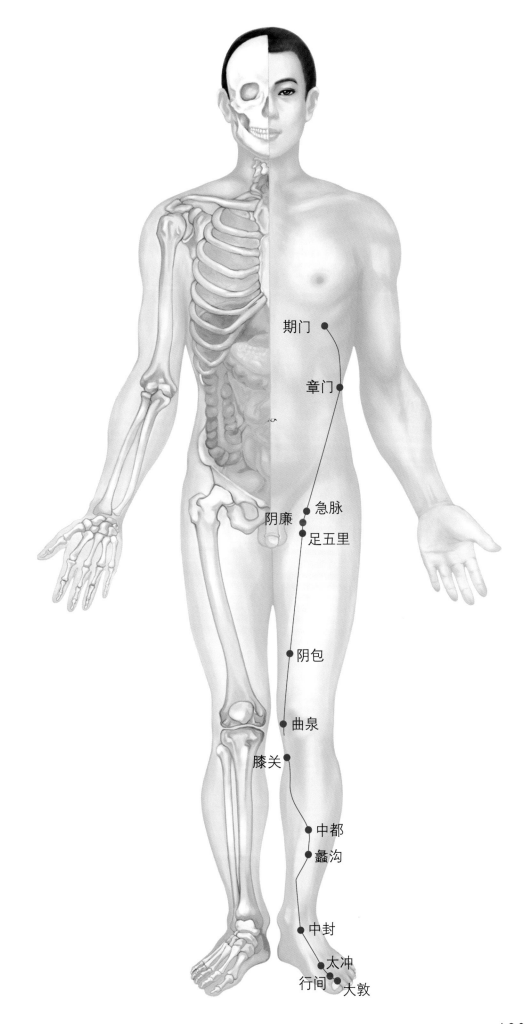

期门
章门
急脉
阴廉
足五里
阴包
曲泉
膝关
中都
蠡沟
中封
太冲
行间
大敦

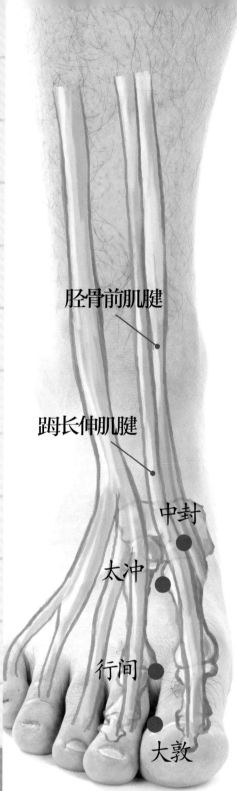

胫骨前肌腱

蹞长伸肌腱

中封

太冲

行间

大敦

大敦 LR1

【主　　治】闭经、崩漏、阴挺、疝气、遗尿、癃闭等。

【精准定位】在足趾，大趾末节外侧，趾甲根角侧后方 0.1 寸（指寸）。

【快速取穴】坐位，大趾趾甲外侧缘与下缘各作一垂线，交点处即是。

【配　　伍】癫狂：大敦配内关、水沟。

【一穴多用】①按摩：用拇指指尖用力掐揉大敦 200 次，有助于缓解疝气。②艾灸：用艾条温和灸 5~20 分钟，有助于缓解闭经、崩漏、疝气、阴挺等。③刺血：在大敦用三棱针点刺放血 1~2 毫升，有助于缓解失眠。

行间 LR2

【主　　治】头痛、眩晕、耳鸣耳聋、胸胁胀痛、心烦、失眠、遗精、阳痿、外阴瘙痒、痛经、崩漏等。

【精准定位】在足背，第 1、2 趾间，趾蹼缘后方赤白肉际处。

【快速取穴】坐位，在足背部，第 1、2 趾之间连接处的缝纹头处即是。

【配　　伍】头痛：行间配太冲、合谷。

【一穴多用】①按摩：用拇指指尖用力掐揉行间 200 次，有助于缓解眩晕、耳鸣、耳聋。②艾灸：用艾条温和灸 5~20 分钟，有助于缓解崩漏、阳痿、胸胁胀痛等。

太冲 LR3

【主　　治】头痛、心烦、津液不足、遗尿、胸胁支满、腰脊疼痛、月经不调、痛经、崩漏、带下、乳痛等。

【精准定位】在足背，第 1、2 跖骨间，跖骨底结合部前方凹陷中，或触及动脉搏动。

【快速取穴】足背，沿第 1、2 趾间横纹向足背上推，可感有一凹陷处即是。

【配　　伍】头痛、头晕：太冲配合谷。

【一穴多用】①按摩：用拇指指尖用力掐揉太冲 200 次，有助于缓解眩晕等。②艾灸：用艾条温和灸 5~20 分钟，有助于缓解月经不调等。

中封 LR4

【主　　治】内踝肿痛、足冷、少腹痛、咽干等。
【精准定位】在踝区，内踝前，胫骨前肌肌腱的内侧缘凹陷中。
【快速取穴】坐位，大脚趾上翘，足背内侧可见两条大筋，二者之间的凹陷处即是。
【配　　伍】肝炎：中封配肝俞、足三里。
【一穴多用】①按摩：用拇指指尖用力掐揉中封 200 次，有助于缓解胁肋痛。
　　　　　　②艾灸：用艾条温和灸 5~20 分钟，有助于缓解疝气、阴茎痛等。

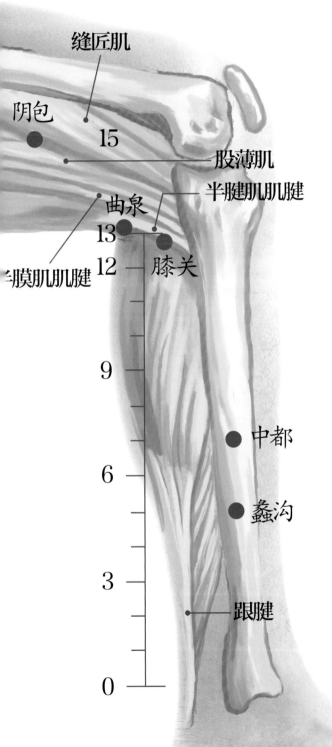

缝匠肌
阴包
15
股薄肌
半腱肌肌腱
曲泉
13
12
半膜肌肌腱
膝关
9
中都
6
蠡沟
3
跟腱
0

蠡沟 LR5

【主　　治】疝气、遗尿、癃闭、阴痛阴痒、月经不调、赤白带下、阴挺、崩漏等。
【精准定位】在小腿内侧，内踝尖上 5 寸，胫骨内侧面的中央。
【快速取穴】坐位，内踝尖垂直向上 7 横指，胫骨内侧凹陷处即是。
【配　　伍】睾丸炎：蠡沟配中极、关元。
【一穴多用】①按摩：用拇指掐揉蠡沟 200 次，有助于缓解月经不调、阴茎痛。②艾灸：用艾条温和灸 5~20 分钟，有助于缓解月经不调、崩漏、疝气等。③拔罐：用火罐留罐 5~10 分钟，有助于缓解下肢痹痛。

中都 LR6

【主　　治】疝气、遗精、崩漏、恶露不尽等。
【精准定位】在小腿内侧，内踝尖上 7 寸，胫骨内侧面的中央。
【快速取穴】先找到蠡沟（LR5），再向上 3 横指处即是。
【配　　伍】痛经：中都配合谷、三阴交。
【一穴多用】①按摩：用拇指按揉中都 200 次，有助于缓解小腹痛。②艾灸：用艾条温和灸 5~20 分钟，有助于缓解痛经、遗精、崩漏、疝气等。

膝关 LR7

【主　　治】膝髌肿痛、历节风痛、下肢痿痹等。

【精准定位】在膝部，胫骨内侧髁的下方，阴陵泉（SP9）后1寸。

【快速取穴】先找到阴陵泉（SP9），向后1横指，可触及一凹陷处即是。

【配　　伍】膝关节炎：膝关配梁丘、犊鼻。

【一穴多用】①按摩：用拇指按揉膝关200次，有助于缓解膝痛。
②艾灸：用艾条温和灸5~20分钟，有助于缓解膝痛、下肢痹痛等。

曲泉 LR8

【主　　治】阳痿等。

【精准定位】在膝部，腘横纹内侧端，半腱肌肌腱内缘凹陷中。

【快速取穴】膝内侧，屈膝时可见膝关节内侧面横纹端，其横纹头凹陷处即是。

【配　　伍】疝痛、阴茎痛：曲泉配关元、中极、太冲、三阴交。

【一穴多用】按摩：用拇指按揉曲泉200次，有助于缓解膝痛。

阴包 LR9

【主　　治】月经不调、腰骶痛、小腹痛等。

【精准定位】在股前区，髌底上4寸，股薄肌与缝匠肌之间。

【快速取穴】大腿内侧，膝盖内侧上端，直上5横指处即是。

【配　　伍】月经不调：阴包配肾俞、关元、三阴交。

【一穴多用】①按摩：用拇指按揉阴包200次，有助于缓解月经不调。②艾灸：用艾条温和灸5~20分钟，有助于缓解月经不调等。

足五里 LR10

【主　　治】小便不通等。

【精准定位】在股前区，气冲（ST30）直下3寸，动脉搏动处。

【快速取穴】先取气冲（ST30），直下4横指处即是。

【配　　伍】阴囊湿疹：足五里配中极。

【一穴多用】①按摩：用拇指按揉足五里200次，有助于缓解腹痛。
②艾灸：用艾条温和灸5~20分钟，有助于缓解腹痛。

髂外动脉

急脉

阴廉

足五里

缝匠肌

股薄肌

阴包

阴廉 LR11

【主　　治】月经不调、赤白带下、小腹疼痛等。

【精准定位】在股前区，气冲（ST30）直下 2 寸。

【快速取穴】在大腿内侧，先取气冲（ST30），直下 3 横指处即是。

【配　　伍】月经不调：阴廉配曲骨、次髎、三阴交。

【一穴多用】按摩：用拇指按揉阴廉 200 次，有助于缓解小腹痛、月经不调。

急脉 LR12

【主　　治】少腹痛、疝气、阴茎痛等。

【精准定位】在腹股沟区，横平耻骨联合上缘，前正中线旁开 2.5 寸。

【快速取穴】腹股沟动脉搏动处，正中线旁开 2.5 寸处即是。

【配　　伍】股内侧部肿痛：急脉配血海。

【一穴多用】①按摩：用拇指按压急脉片刻，突然松开，有助于缓解下肢冷痛、麻木等。②艾灸：用艾条温和灸 5~20 分钟，有助于缓解疝气、睾丸肿痛等。③刮痧：从中间向两侧刮拭 3~5 分钟，有助于缓解阴茎痛。

章门 LR13

【主　　治】脘腹胀满、胸胁支满等。

【精准定位】在侧腹部，在第 11 肋游离端的下际。

【快速取穴】正坐，屈肘合腋，肘尖所指处，按压有酸胀感处即是。

【配　　伍】腹胀、腹痛：章门配中脘、气海、足三里。

【一穴多用】①按摩：用拇指按揉章门 200 次，有助于缓解胸满胁痛、腹痛腹胀。②艾灸：用艾条温和灸 5~20 分钟，有助于缓解胸胁痛、泄泻等。

期门 LR14

【主　　治】胸胁支满、呕吐、呃逆等。

【精准定位】在胸部，第 6 肋间隙，前正中线旁开 4 寸。

【快速取穴】正坐或仰卧，自乳头垂直向下推 2 个肋间隙，按压有酸胀感处即是。

【配　　伍】肝炎：期门配膈俞、肝俞。

【一穴多用】①按摩：用拇指按揉期门 200 次，有助于缓解胸满胁痛、吞酸。②艾灸：用艾条温和灸 5~20 分钟，有助于缓解胸胁痛、呕吐等。

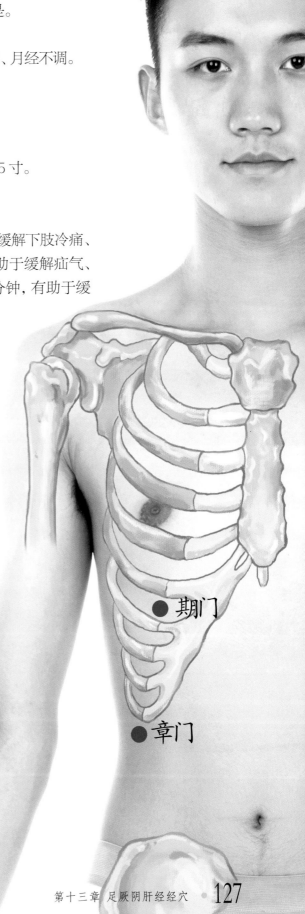

期门

章门

第十四章 督脉穴

督脉主干行于身后正中线。联系的脏腑器官主要有丹田、下焦、肝、胆、肾、膀胱、心、脑、喉、目。督脉运行于人体后背，取其在背后监督的意思。督脉总管一身的阳气，督即总督、总管。督脉被称为"阳脉之海"，可调节全身的阳气，对于人的生命活动起着重要作用。

经穴歌诀

督脉经穴二十九，起长强止龈交上，
脑病为主次分段，急救热病及肛肠，
尾骨之端是长强，骶管裂孔取腰俞，
十六阳关平髋量，命门十四三悬枢，
十一椎下脊中藏，十椎中枢九筋缩，
七椎之下乃至阳，六灵台五神道穴，
三椎之下身柱藏，陶道一椎之下取，
大椎就在一椎上，哑门入发五分处，
风府一寸宛中当，粗隆上缘寻脑户，
强间户上寸半量，后顶再上一寸半，
百会七寸顶中央，前顶囟会距寸五，
上星入发一寸量，神庭五分入发际，
素髎鼻尖准头乡，水沟人中沟上取，
兑端唇上尖端藏，龈交上唇系带底。
再加眉间印堂穴，督脉二十九穴全。

督脉上潜伏的疾病

督脉气血异常，人体主要发生头脑、五官、脊髓及四肢疾病。

督脉阳气过盛：颈背腰痛、颈部发硬、烦躁易怒、失眠多梦。

督脉虚寒：畏寒肢冷、走路摇摆不定、头晕目眩、手足震颤、抽搐、麻木、神经衰弱、健忘、痴呆、精神分裂等，以及经脉所过部位疾病，如痔疮、脱肛、子宫脱垂等。

督脉的保养方法

保养督脉，可用刮痧板沿督脉进行刮痧，可以缓解头痛、热病、颈背腰痛。督脉上的命门、腰阳关为重要的养生穴位，用艾条温和灸两穴，每次 10~15 分钟，对整个督脉有很好的保养作用，还可以提升人体阳气，增强抵抗力。保养督脉没有特定时间。

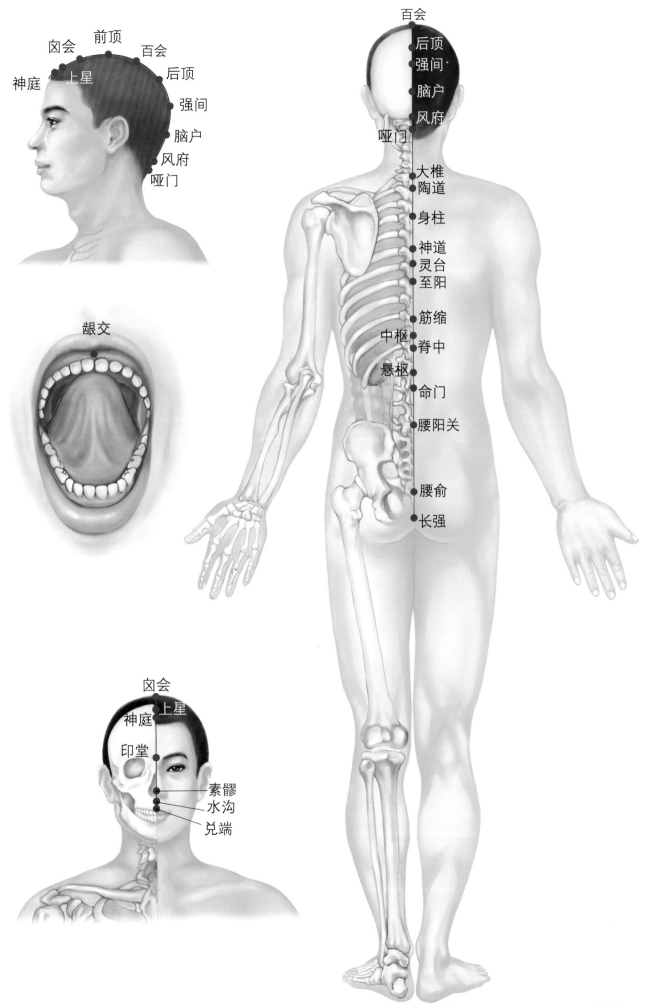

LU 肺经

LI 大肠经

ST 胃经

SP 脾经

HT 心经

SI 小肠经

BL 膀胱经

KI 肾经

PC 心包经

TE 三焦经

GB 胆经

LR 肝经

GV 督脉穴

CV 任脉穴

EX 经外奇穴

长强 GV1

【主　　治】泄泻、便秘、便血、痔疾、脱肛等。

【精准定位】在会阴区，尾骨下方，尾骨端与肛门连线的中点处。

【快速取穴】在尾骨端下，尾骨端与肛门连线中点处即是。

【配　　伍】脱肛：长强配百会、大肠俞、承山。

【一穴多用】按摩：用拇指或中指按揉长强 200 次，有助于缓解阳痿、泄泻、脱肛、便血等。

腰俞 GV2

【主　　治】泄泻、便秘、便血、痔疾、尾骶痛等。

【精准定位】在骶区，正对骶管裂孔，后正中线上。

【快速取穴】后正中线上，顺着脊柱向下，正对骶管裂孔处即是。

【配　　伍】腰背疼痛：腰俞配肾俞、环跳。

【一穴多用】①按摩：用拇指按揉腰俞 200 次，有助于缓解月经不调、腰痛、泄泻等。

　　　　　　②艾灸：用艾条温和灸 5~20 分钟，有助于缓解小便不利、腰背冷痛、痔疮、便血等。

腰阳关 GV3

【主　　治】腰骶痛、下肢痿痹、遗精、阳痿、月经不调等。

【精准定位】在脊柱区，第 4 腰椎棘突下凹陷中，后正中线上。

【快速取穴】两侧髂嵴高点连线与脊柱交点处，可触及一凹陷处即是。

【配　　伍】坐骨神经痛：腰阳关配肾俞、环跳、足三里、委中。

【一穴多用】按摩：用拇指按揉腰阳关 200 次，有助于缓解腰腿痛。

命门 GV4

【主　　治】遗精、阳痿、遗尿、小便不利、泄泻、腰脊强痛、下肢痿痹等。

【精准定位】在脊柱区，第 2 腰椎棘突下凹陷中，后正中线上。

【快速取穴】肚脐水平线与后正中线交点，按压有凹陷处即是。

【配　　伍】泌尿生殖系统疾病：命门配肾俞、八髎、关元、三阴交。

【一穴多用】①按摩：用拇指按揉命门 200 次，有助于缓解腰腿痛、遗精、遗尿等。

　　　　　　②艾灸：用艾条温和灸 5~20 分钟，有助于缓解月经不调、遗精、遗尿等。

悬枢 GV5

【主　　治】腹痛、腹胀、泄泻、腰脊强痛等。

【精准定位】在脊柱区，第 1 腰椎棘突下凹陷中，后正中线上。

【快速取穴】从命门（GV4）沿后正中线向上推 1 个椎体，下缘凹陷处即是。

【配　　伍】腰脊强痛：悬枢配委中、肾俞。

【一穴多用】按摩：用拇指按揉悬枢 200 次，有助于缓解腰痛、泄泻、痢疾等。

脊中 GV6

【主　　治】腹泻、痢疾、痔疮等。

【精准定位】在脊柱区，第 11 胸椎棘突下凹陷中，后正中线上。

【快速取穴】两侧肩胛下角连线与后正中线相交处向下推 4 个椎体，下缘凹陷处即是。

【配　　伍】腹胀胃痛：脊中配足三里、中脘。

【一穴多用】①按摩：用拇指按揉脊中 200 次，有助于缓解腹胀、泄泻、食欲不振等。②艾灸：用艾条温和灸 5~20 分钟，有助于缓解腰背痛、脱肛。③拔罐：用火罐留罐 5~10 分钟，或连续走罐 5 分钟，有助于缓解腰背痛。④刮痧：从中间向外侧刮拭 3~5 分钟，有助于缓解黄疸、癫痫等。

中枢 GV7

【主　　治】呕吐、腹满、胃痛、食欲不振、腰背痛等。

【精准定位】在脊柱区，第 10 胸椎棘突下凹陷中，后正中线上。

【快速取穴】两侧肩胛下角连线与后正中线相交处向下推 3 个椎体，下缘凹陷处即是。

【配　　伍】腰脊痛：中枢配命门、腰眼。

【一穴多用】①按摩：用拇指按揉中枢 200 次，有助于缓解腹胀、食欲不振等。②艾灸：用艾条温和灸 5~20 分钟，有助于缓解腰背冷痛。③拔罐：用火罐留罐 5~10 分钟，或连续走罐 5 分钟，有助于缓解腰脊痛。④刮痧：从中间向外侧刮拭 3~5 分钟，有助于缓解发热、食欲不振等。

筋缩 GV8

【主　　治】抽搐、脊强、四肢不收、筋挛拘急、癫痫、惊痫等。

【精准定位】在脊柱区，第 9 胸椎棘突下凹陷中，后正中线上。

【快速取穴】两侧肩胛下角连线与后正中线相交处向下推 2 个椎体，下缘凹陷处即是。

【配　　伍】癫痫：筋缩配通里。

【一穴多用】①按摩：用拇指按揉筋缩 200 次，有助于缓解背痛。②艾灸：用艾条温和灸 5~20 分钟，有助于缓解强直性脊柱炎。

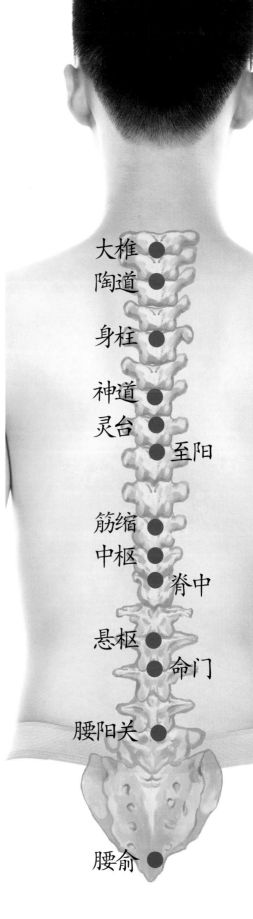

大椎
陶道
身柱
神道
灵台
至阳
筋缩
中枢
脊中
悬枢
命门
腰阳关
腰俞
长强

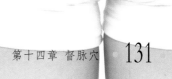

LU 肺经

LI 大肠经

ST 胃经

SP 脾经

HT 心经

SI 小肠经

BL 膀胱经

KI 肾经

PC 心包经

TE 三焦经

GB 胆经

LR 肝经

GV 督脉穴

CV 任脉穴

EX
经外奇穴

至阳 GV9

【主　　治】胸胁胀痛、黄疸、腰背疼痛、脊强等。

【精准定位】在脊柱区,第7胸椎棘突下凹陷中,后正中线上。

【快速取穴】两侧肩胛下角连线与后正中线相交处椎体,下缘凹陷处即是。

【配　　伍】心律不齐:至阳配心俞、内关。

【一穴多用】①按摩:用拇指按揉至阳200次,有助于缓解胸胁支满、心痛等。
　　　　　　　②艾灸:用艾条温和灸5~20分钟,有助于缓解心悸、心律不齐。

灵台 GV10

【主　　治】疔疮、咳嗽、气喘、颈项僵硬,背痛等。

【精准定位】在脊柱区,第6胸椎棘突下凹陷中,后正中线上。

【快速取穴】两侧肩胛下角连线与后正中线相交处向上推1个椎体,下缘凹陷处即是。

【配　　伍】胸胁痛:灵台配阳陵泉、支沟。

【一穴多用】①按摩:用拇指按揉灵台200次,有助于缓解咳嗽、气喘等。
　　　　　　　②艾灸:用艾条温和灸5~20分钟,有助于缓解久咳、气喘。

神道 GV11

【主　　治】失眠、健忘、肩背痛等。

【精准定位】在脊柱区,第5胸椎棘突下凹陷中,后正中线上。

【快速取穴】两侧肩胛下角连线与后正中线相交处向上推2个椎体,下缘凹陷处即是。

【配　　伍】身热头痛:神道配关元。

【一穴多用】①按摩:用拇指按揉神道200次,有助于缓解失眠、健忘等。
　　　　　　　②艾灸:用艾条温和灸5~20分钟,有助于缓解心悸、心痛。

身柱 GV12

【主　　治】咳嗽、气喘、疔疮发背等。

【精准定位】在脊柱区,第3胸椎棘突下凹陷中,后正中线上。

【快速取穴】两侧肩胛下角连线与后正中线相交处向上推4个椎体,下缘凹陷处即是。

【配　　伍】咳嗽:身柱配大椎、肺俞。

【一穴多用】①按摩:用拇指按揉身柱200次,有助于缓解咳嗽、气喘等。
　　　　　　　②艾灸:用艾条温和灸5~20分钟,有助于缓解咳嗽、后背冷痛。

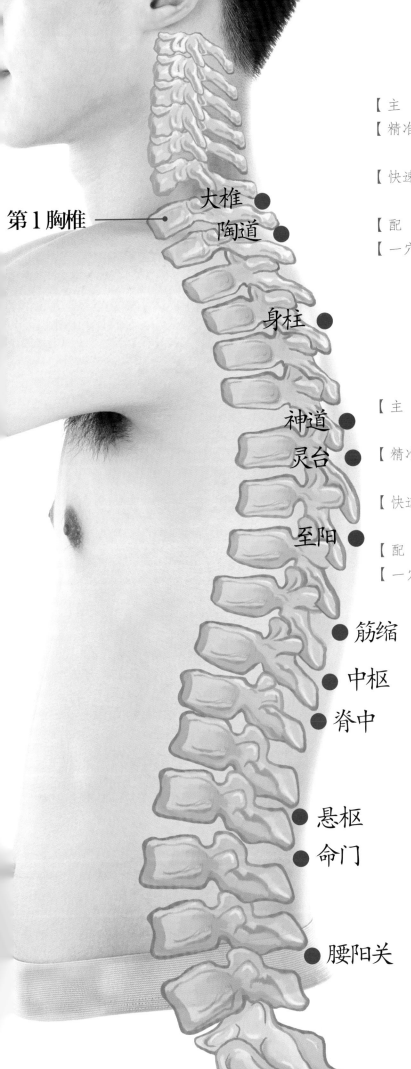

第1胸椎

大椎 ●
陶道 ●

身柱 ●

神道 ●
灵台 ●

至阳 ●

筋缩 ●
中枢 ●
脊中 ●

悬枢 ●
命门 ●

腰阳关 ●

陶道 GV13

【主　　治】恶寒发热等。

【精准定位】在脊柱区，第1胸椎棘突下凹陷中，后正中线上。

【快速取穴】低头，颈背交界椎骨高突处垂直向下推1个椎体，下缘凹陷处即是。

【配　　伍】疟疾：陶道配间使、曲池、内关。

【一穴多用】①按摩：用拇指按揉陶道200次，有助于缓解咳嗽、气喘等。

②艾灸：用艾条温和灸5~20分钟，有助于缓解咳嗽、颈项冷痛。

大椎 GV14

【主　　治】发热恶寒、头项强痛、肩背痛、风疹、咳嗽喘急、小儿惊风等。

【精准定位】在脊柱区，第7颈椎棘突下凹陷中，后正中线上。

【快速取穴】低头，颈背交界椎骨高突处椎体，下缘凹陷处即是。

【配　　伍】头痛：大椎配曲池、合谷。

【一穴多用】①按摩：用拇指按揉大椎200次，有助于缓解颈项痛。

②艾灸：用艾条温和灸5~20分钟，有助于缓解颈项冷痛。

③拔罐：用火罐留罐5~10分钟，或连续走罐5分钟，有助于缓解肩背痛、鼻出血。

④刮痧：从中间向外侧刮拭3~5分钟，有助于缓解心烦、热病。

⑤刺血：用三棱针在大椎点刺放血1~2毫升，有助于缓解多种热病。或用三棱针挑刺切断皮肤下白色纤维，有助于缓解痤疮、皮肤病。

哑门 GV15

【主　　治】喑哑、舌缓不语、重舌、失语等。

【精准定位】在颈后区，第 2 颈椎棘突上际凹陷中，后正中线上。

【快速取穴】沿脊柱向上，入后发际上半横指处即是。

【配　　伍】聋哑：哑门配廉泉、耳门、听宫、翳风、合谷。

【一穴多用】①按摩：用拇指按揉哑门 200 次，有助于缓解颈项痛、头痛。

②刮痧：从上向下刮拭 3~5 分钟，有助于缓解喑哑、舌缓不语、重舌、失语。

风府 GV16

【主　　治】头痛、振寒汗出、颈项强痛、目眩、鼻塞、鼻出血、咽喉肿痛等。

【精准定位】在颈后区，枕外隆凸直下，两侧斜方肌之间凹陷中。

【快速取穴】沿脊柱向上，入后发际上 1 横指处即是。

【配　　伍】头痛：风府配百会、太阳。

【一穴多用】①按摩：用拇指按揉风府 200 次，有助于缓解颈项痛、头痛、鼻塞等。

②刮痧：从上向下刮拭 3~5 分钟，有助于缓解头痛、伤风感冒、咽喉肿痛。

脑户 GV17

【主　　治】癫狂、痫证、眩晕、头重、头痛、颈项僵硬等。

【精准定位】在头部，枕外隆凸的上缘凹陷中。

【快速取穴】先找到风府(GV16)，直上约 2 横指，按到一突起骨性标志，上缘凹陷处即是。

【配　　伍】眼病：脑户配肝俞、太阳、睛明、太冲。

【一穴多用】①按摩：用拇指按揉脑户 200 次，有助于缓解眩晕、头痛、多种眼病。②刮痧：从上向下刮拭 3~5 分钟，有助于缓解头痛、伤风感冒等。

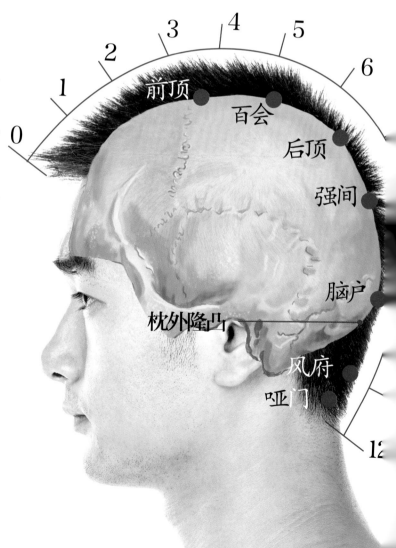

强间 GV18

【主　　治】头痛、目眩、口歪、痫证等。

【精准定位】在头部，后发际正中直上4寸。

【快速取穴】先找到脑户（GV17），直上2横指处即是。

【配　　伍】头痛难忍：强间配丰隆。

【一穴多用】①按摩：用拇指按揉强间200次，有助于缓解眩晕、头痛。

②刮痧：从上向下刮拭3~5分钟，有助于缓解头痛。

后顶 GV19

【主　　治】颈项僵硬、头痛、眩晕、心烦、失眠等。

【精准定位】在头部，后发际正中直上5.5寸。

【快速取穴】先找到脑户（GV17），直上4横指处即是。

【配　　伍】偏头痛：后顶配率谷、太阳。

【一穴多用】①按摩：用拇指按揉后顶200次，有助于缓解偏头痛。

②刮痧：从前向后刮拭3~5分钟，有助于缓解头痛、心烦、失眠等。

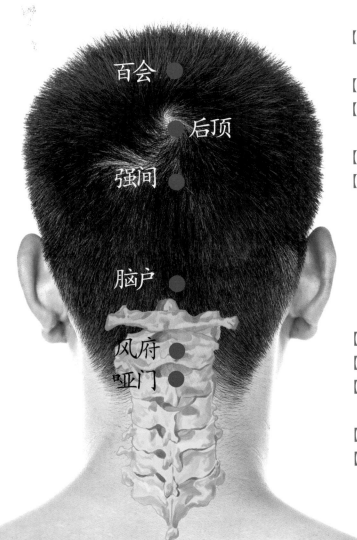

百会 GV20

【主　　治】惊悸、头痛、头晕、失眠、健忘、耳鸣、眩晕、脱肛、痔疾等。

【精准定位】在头部，前发际正中直上5寸。

【快速取穴】正坐，两耳尖与头正中线相交处，按压有凹陷处即是。

【配　　伍】休克：百会配水沟、内关。

【一穴多用】①按摩：用拇指按揉百会200次，有助于缓解眩晕、头痛。②艾灸：用艾条温和灸5~20分钟，有助于缓解脱肛、阴挺。

前顶 GV21

【主　　治】癫痫、小儿惊风、头痛、头晕等。

【精准定位】在头部，前发际正中直上3.5寸。

【快速取穴】正坐，由百会（GV20）向前2横指处即是。

【配　　伍】风眩、偏头痛：前顶配后顶、颔厌。

【一穴多用】①按摩：用拇指按揉前顶200次，有助于缓解头痛。②艾灸：用艾条温和灸5~20分钟，有助于缓解水肿。

LU 肺经

LI 大肠经

ST 胃经

SP 脾经

HT 心经

SI 小肠经

BL 膀胱经

KI 肾经

PC 心包经

TE 三焦经

GB 胆经

LR 肝经

GV 督脉穴

CV 任脉穴

EX
经外奇穴

囟会 GV22

【主　　治】头痛、目眩等。

【精准定位】在头部，前发际正中直上2寸。

【快速取穴】正坐，从前发际正中直上3横指处即是。

【配　　伍】头风头痛：囟会配玉枕。

【一穴多用】①按摩：用拇指按揉囟会200次，有助于缓解头痛、眩晕。

②刮痧：从前向后刮拭3~5分钟，有助于缓解头痛、癫狂、小儿惊风等。

上星 GV23

【主　　治】头痛、眩晕、目赤肿痛、鼻出血、鼻痛等。

【精准定位】在头部，前发际正中直上1寸。

【快速取穴】正坐，从前发际正中直上1横指处即是。

【配　　伍】鼻出血、鼻炎：上星配迎香、素髎、合谷。

【一穴多用】①按摩：用拇指按揉上星200次，
有助于缓解头痛、鼻渊、眼疾。
②刮痧：从前向后刮拭3~5分钟，
有助于缓解头痛、癫狂、疟疾等。

神庭 GV24

【主　　治】失眠、头晕、目眩、鼻渊、鼻出血、
鼻塞、流泪、目赤肿痛、目翳等。

【精准定位】在头部，前发际正中直上0.5寸。

【快速取穴】正坐，从前发际正中直上半横指，
拇指指甲中点处即是。

【配　　伍】目赤肿痛：神庭配上星、睛明、前
顶、太阳。

【一穴多用】①按摩：用拇指按揉神庭200次，
有助于缓解头痛、失眠、健忘。
②刮痧：从前向后刮拭3~5分钟，
有助于缓解头痛、吐舌、失眠、目
赤肿痛等。

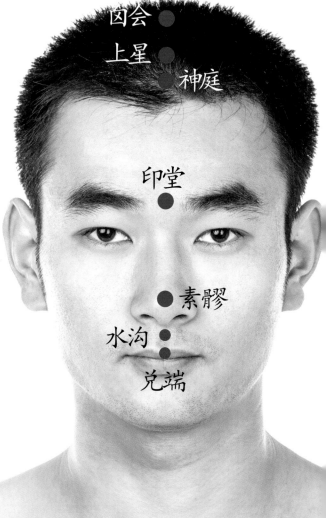

素髎 GV25

【主　　治】惊厥、昏迷、新生儿窒息、鼻塞等。

【精准定位】在面部，鼻尖的正中央。

【快速取穴】正坐或仰卧，面部鼻尖正中央即是。

【配　　伍】鼻出血、鼻塞：素髎配上星、迎香、合谷。

【一穴多用】按摩：用拇指指尖掐按素髎，有助于缓解昏迷、休克、各种鼻病。

水沟 GV26

【主　　治】昏迷、晕厥、中暑、癫痫、急慢惊风、牙关紧闭等。

【精准定位】在面部，人中沟的上1/3与中1/3交点处。

【快速取穴】仰卧，面部人中沟上1/3处即是。

【配　　伍】休克：水沟配内关、涌泉。

【一穴多用】按摩：用拇指指尖掐按水沟，有助于缓解昏迷、休克。

兑端 GV27

【主　　治】昏迷、鼻塞等。

【精准定位】在面部，上唇结节的中点。

【快速取穴】面部人中沟下端的皮肤与上唇的交界处即是。

【配　　伍】口内生疮：兑端配内关、支沟、承浆、十宣。

【一穴多用】按摩：用拇指指尖掐按兑端，有助于缓解昏迷。

龈交 GV28

【主　　治】癫狂、心烦、癔症等。

【精准定位】在上唇内，上唇系带与上牙龈的交点。

【快速取穴】在唇内的正中线上，上唇系带与上牙龈相接处即是。

【配　　伍】口臭：龈交配承浆。

【一穴多用】刺血：用三棱针在龈交点刺放血1~2毫升，有助于缓解昏迷、舌强。

龈交

印堂 GV29

【主　　治】失眠、健忘、癫痫、头痛、眩晕、鼻出血、目赤肿痛、三叉神经痛等。

【精准定位】在头部，两眉毛内侧端中间的凹陷中。

【快速取穴】两眉毛内侧端连线中点处即是。

【配　　伍】高血压：印堂配曲池、足三里、丰隆。

【一穴多用】按摩：用拇指按揉印堂，有助于缓解头晕、失眠、健忘、多种鼻病。

第十五章 任脉穴

任脉起于胞中,其主干行于前正中线。联系的脏腑器官主要有胞中(包含丹田)、下焦、肝、胆、肾、膀胱、咽喉、唇口、目。任脉运行的路线和人体的生殖系统相对应,与女子经、带、胎、产等关系密切,是女性一生的保护神。

经穴歌诀

任脉经穴二十四,起于会阴承浆停,
强壮为主次分段,泌尿生殖作用宏,
会阴二阴中间取,曲骨耻骨联合从,
中极关元石门穴,每穴相距一寸均,
气海脐下一寸半,脐下一寸阴交明,
肚脐中央名神阙,脐上诸穴一寸匀,
水分下脘与建里,中脘上脘巨阙行,
鸠尾歧骨下一寸,中庭剑胸联合中,
膻中正在两乳间,玉堂紫宫华盖重,
再上一肋璇玑穴,胸骨上缘天突通,
廉泉颌下舌骨上,承浆唇下宛宛中。

任脉上潜伏的疾病

任脉失调,可出现以下疾病。

生殖泌尿系统疾病:月经不调、痛经、各种妇科炎症、不孕不育、白带过多、小便不利、疝气、小腹皮肤瘙痒、阴部肿痛、早泄、遗精、遗尿、前列腺疾病等。

上腹部消化系统及胸部呼吸系统疾病:腹胀、呕吐、呃逆、食欲不振、慢性咽炎、哮喘等。

任脉的保养方法

任脉上有几个重要的穴位,重点对它们进行刺激,可以对任脉起到保养作用。选取中脘、气海、关元三个穴位,用中指指腹进行按摩,每次5分钟左右,以有微微的麻胀感为佳。也可以用艾条进行温和灸,每次10~15分钟,对于女性生殖系统有良好的保健养生作用,能保养整个生殖系统,预防早衰。保养任脉没有特定的时间。

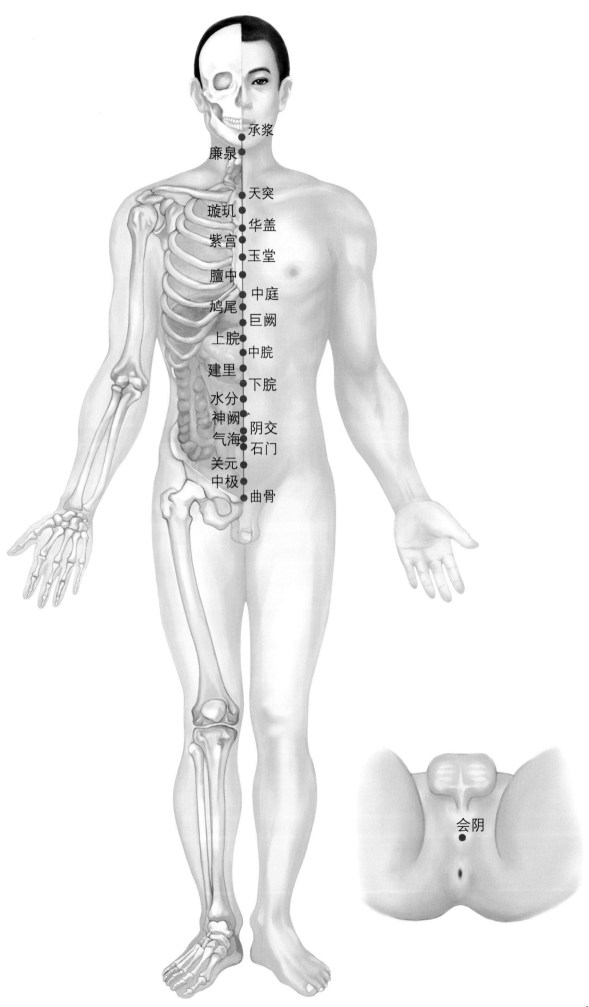

承浆
廉泉
天突
璇玑
华盖
紫宫
玉堂
膻中
中庭
鸠尾
巨阙
上脘
中脘
建里
下脘
水分
神阙
阴交
气海
石门
关元
中极
曲骨

会阴

LU 肺经

LI 大肠经

ST 胃经

SP 脾经

HT 心经

SI 小肠经

BL 膀胱经

KI 肾经

PC 心包经

TE 三焦经

GB 胆经

LR 肝经

GV 督脉穴

CV 任脉穴

EX
经外奇穴

会阴 CV1

【主　　治】阴痒、阴痛、阴部汗湿、阴门肿痛、小便难、大便秘结、闭经、疝气、溺水窒息、产后昏迷不醒、癫狂等。

【精准定位】在会阴区，男性在阴囊根部与肛门连线的中点，女性在大阴唇后联合与肛门连线的中点。

【快速取穴】仰卧屈膝，在会阴部，取二阴连线的中点处即是。

【配　　伍】便秘：会阴配支沟、上巨虚。

【一穴多用】按摩：用中指指腹按揉会阴 1~3 分钟，会有酸胀感，对生殖器官疾病有很好的调理作用。

曲骨 CV2

【主　　治】遗精、阳痿、月经不调、痛经、遗尿、带下、少腹胀满等。

【精准定位】在下腹部，耻骨联合上缘，前正中线上。

【快速取穴】在下腹部正中线上，下腹部向下摸到一个横着走行的骨性标志上缘处即是。

【配　　伍】泌尿生殖系统病症：曲骨配肾俞、三阴交。

【一穴多用】①按摩：用拇指按揉曲骨 200 次，有助于缓解疝气、阳痿、遗精。②艾灸：用艾条温和灸 5~20 分钟，有助于缓解脱肛、阳痿、疝气、月经不调、少腹痛等。

中极 CV3

【主　　治】疝气偏坠、遗精、阴痛、阴痒等。

【精准定位】在下腹部，脐中下 4 寸，前正中线上。

【快速取穴】在下腹部正中线上，曲骨 (GV2) 直上 1 横指处即是。

【配　　伍】阳痿、月经不调：中极配肾俞、关元、三阴交。

【一穴多用】①按摩：用拇指按揉中极 200 次，有助于缓解月经不调、阳痿。②艾灸：用艾条温和灸 5~20 分钟，有助于缓解阳痿、疝气、月经不调、癃闭等。③拔罐：用火罐留罐 5~10 分钟，有助于缓解癃闭、淋证。④刮痧：从上向下刮拭 3~5 分钟，有助于缓解癃闭、淋证等。

关元 CV4

【主　　治】小腹疾患、妇人疾病、肠胃疾患等。

【精准定位】在下腹部，脐中下 3 寸，前正中线上。

【快速取穴】在下腹部，正中线上，肚脐中央向下 4 横指处即是。

【配　　伍】泌尿生殖系统疾患：关元配肾俞、三阴交、足三里。

【一穴多用】①按摩：用拇指按揉关元 200 次，有助于缓解疝气、阳痿。②艾灸：用艾条温和灸或隔姜灸 5~20 分钟，有助于缓解缓解虚劳。③拔罐：用火罐留罐 5~10 分钟，有助于缓解癃闭、淋证。④刮痧：从上向下刮拭 3~5 分钟，有助于缓解淋证、痢疾、糖尿病等。

石门 CV5

【主　　治】闭经、带下等。

【精准定位】在下腹部，脐中下2寸，前正中线上。

【快速取穴】在下腹部，正中线上，肚脐中央向下3横指
　　　　　　处即是。

【配　　伍】生殖系统疾病：石门配关元。

【一穴多用】按摩：用拇指按揉石门200次，有助于缓解
　　　　　　腹胀、腹痛、泄泻。

气海 CV6

【主　　治】小腹疾患、妇人疾病、肠胃疾患等。

【精准定位】在下腹部，脐中下1.5寸，前正中线上。

【快速取穴】在下腹部，正中线上，肚脐中央向下2横指
　　　　　　处即是。

【配　　伍】泌尿生殖系统疾病：气海配足三里、三阴交、
　　　　　　肾俞。

【一穴多用】①按摩：用拇指按揉气海200次，有助于缓
　　　　　　解四肢乏力、月经不调、痛经。
　　　　　　②艾灸：用艾条温和灸5~20分钟，有助于
　　　　　　缓解多种气虚证及痛经、月经不调等。
　　　　　　③拔罐：用火罐留罐5~10分钟，有助于缓
　　　　　　解水肿、水谷不化。
　　　　　　④刮痧：从上向下刮拭3~5分钟，有助于缓
　　　　　　解遗精、阳痿等。

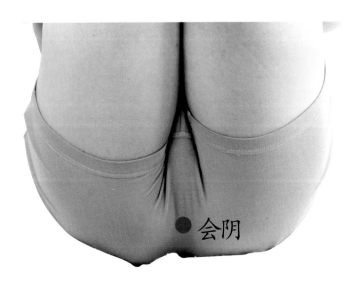

会阴

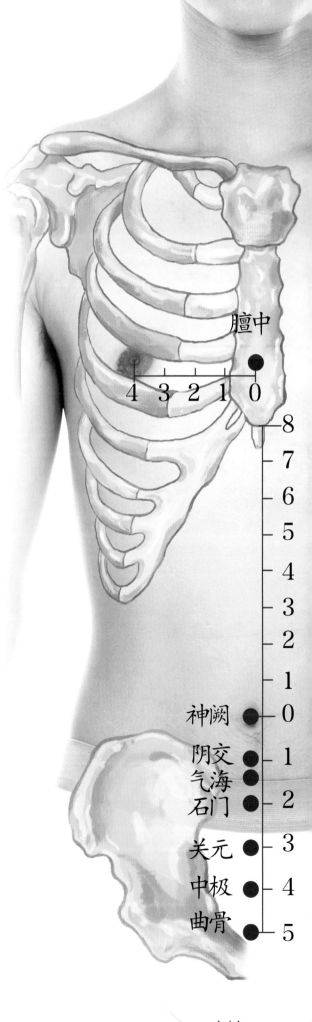

膻中

神阙
阴交
气海
石门
关元
中极
曲骨

LU 肺经

LI 大肠经

ST 胃经

SP 脾经

HT 心经

SI 小肠经

BL 膀胱经

KI 肾经

PC 心包经

TE 三焦经

GB 胆经

LR 肝经

GV 督脉穴

CV 任脉穴

EX
经外奇穴

阴交 CV7

【主　　治】血崩、带下等。

【精准定位】在下腹部，脐中下1寸，前正中线上。

【快速取穴】在下腹部，正中线上，肚脐中央向下1拇指同身寸处即是。

【配　　伍】泌尿生殖系统疾病：阴交配三焦俞、肾俞、三阴交。

【一穴多用】按摩：用拇指按揉阴交200次，有助于缓解月经不调、腹痛。

神阙 CV8

【主　　治】各种脱证、月经不调、崩漏、遗精、不孕、小便不禁等。

【精准定位】在脐区，脐中央。

【快速取穴】在下腹部，肚脐中央即是。

【配　　伍】腹痛、腹胀：神阙配天枢、内关、足三里。

【一穴多用】艾灸：用艾炷隔盐灸，能回阳救逆，有助于缓解昏厥、四肢厥冷。用艾条温和灸
　　　　　　5~20分钟，有助于缓解肠鸣、腹痛、泄泻等。

水分 CV9

【主　　治】水肿、泄泻、腹痛等。

【精准定位】在上腹部，脐中上1寸，前正中线上。

【快速取穴】在上腹部，正中线上，肚脐中央向上1拇指同身寸处即是。

【配　　伍】腹水：水分配天枢、地机。

【一穴多用】按摩：用拇指按揉水分200次，有助于缓解腹胀、腹痛。

下脘 CV10

【主　　治】腹痛、腹胀、呕吐、呃逆、泄泻等。

【精准定位】在上腹部，脐中上2寸，前正中线上。

【快速取穴】在上腹部，正中线上，肚脐中央向上3横指处即是。

【配　　伍】消化不良：下脘配天枢、梁门。

【一穴多用】按摩：用拇指按揉下脘200次，有助于缓解腹胀、腹痛、消化不良。

建里 CV11

【主　　治】胃脘痛、呕吐、食欲不振、肠中切痛等。

【精准定位】在上腹部，脐中上3寸，前正中线上。

【快速取穴】在上腹部，正中线上，肚脐中央向上4横指处即是。

【配　　伍】水肿：建里配水分。

【一穴多用】按摩：用拇指按揉建里200次，有助于缓解胃脘痛、腹痛。

中脘 CV12

【主　　治】脾胃疾患、神志疾病等。

【精准定位】在上腹部，脐中上 4 寸，前正中线上。

【快速取穴】在上腹部，正中线上，剑胸结合与肚脐连线的中点。

【配　　伍】哮喘：中脘配膻中、天突、丰隆。

【一穴多用】拔罐：用火罐留罐 5~10 分钟，有助于缓解
　　　　　　　腹痛、疳积、哮喘等。

上脘 CV13

【主　　治】胃脘疼痛、呕吐、呃逆、纳呆、痢疾等。

【精准定位】在上腹部，脐中上 5 寸，前正中线上。

【快速取穴】在上腹部，正中线上，中脘（CV12）上 1 横指即是。

【配　　伍】腹胀、腹泻：上脘配天枢、中脘。

【一穴多用】艾灸：用艾条温和灸 5~20 分钟，有助于缓解
　　　　　　　腹胀、食欲不振、腹泻等。

巨阙 CV14

【主　　治】胸痛、心痛等。

【精准定位】在上腹部，脐中上 6 寸，前正中线上。

【快速取穴】在上腹部，正中线上，肚脐中央向上 8 横指即是。

【配　　伍】呃逆：巨阙配章门、合谷、中脘、内关。

【一穴多用】按摩：用拇指按揉巨阙 200 次，有助于缓解胃痛、呃逆。

鸠尾 CV15

【主　　治】胸满咳逆等。

【精准定位】在上腹部，剑胸结合下 1 寸，前正中线上。

【快速取穴】从剑胸结合部沿前正中线直下 1 横指处即是。

【配　　伍】胃痛：鸠尾配梁门、足三里。

【一穴多用】艾灸：用艾条温和灸 5~20 分钟，有助于缓解胃痛、
　　　　　　　小儿脱肛等。

中庭 CV16

【主　　治】心痛、胸满、噎膈、呕吐等。

【精准定位】在胸部，剑胸结合中点处，前正中线上。

【快速取穴】胸部前正中线上剑胸结合部的凹陷处即是。

【配　　伍】呕吐：中庭配俞府、意舍。

【一穴多用】艾灸：用艾条温和灸 5~20 分钟，有助于缓解心痛、呕吐等。

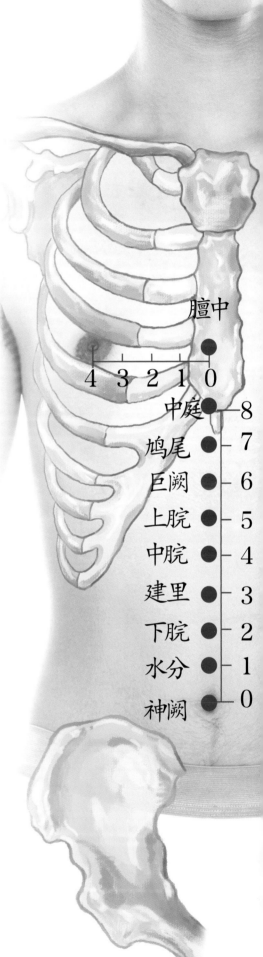

膻中

4 3 2 1 0

中庭 ——8

鸠尾 ——7

巨阙 ——6

上脘 ——5

中脘 ——4

建里 ——3

下脘 ——2

水分 ——1

神阙 ——0

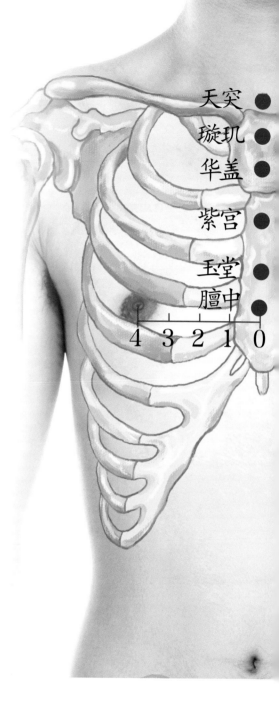

天突
璇玑
华盖
紫宫
玉堂
膻中
4 3 2 1 0

膻中 CV17

【主　　治】胸闷、气短、咳喘、噎膈、产妇乳少、小儿吐乳等。

【精准定位】在胸部，横平第4肋间隙，前正中线上。

【快速取穴】仰卧位，两乳头连线中点，前正中线上。

【配　　伍】产后乳汁不足：膻中配乳根、少泽。

【一穴多用】①按摩：用拇指按揉膻中200次，有助于缓解胸痛、气短、咳嗽。
　　　　　　②艾灸：用艾条温和灸5~20分钟，有助于缓解胸痛、咳嗽。

玉堂 CV18

【主　　治】咳嗽、气短、喘息等。

【精准定位】在胸部，横平第3肋间隙，前正中线上。

【快速取穴】先找到膻中(GV17)，沿前正中线向上推1个肋骨，按压有酸痛感处即是。

【配　　伍】呃逆上气、心烦：玉堂配太溪。

【一穴多用】按摩：用拇指按揉玉堂200次，有助于缓解胸痛、咳嗽。

紫宫 CV19

【主　　治】咳嗽、气喘、胸胁支满、胸痛等。

【精准定位】在胸部，横平第2肋间隙，前正中线上。

【快速取穴】先找到膻中(GV17)，沿前正中线向上推2个肋骨，按压有酸痛感处即是。

【配　　伍】呃逆上气、心烦：紫宫配玉堂、太溪。

【一穴多用】按摩：用拇指按揉紫宫200次，有助于缓解胸痛、咳嗽、喉痹等。

华盖 CV20

【主　　治】咳嗽、气喘、胸胁支满、胸痛。

【精准定位】在胸部，横平第1肋间隙，前正中线上。

【快速取穴】仰卧位，由锁骨往下数，横平第1肋间隙，当前正中线上即是。

【配　　伍】胁肋疼痛：华盖配气户。

【一穴多用】按摩：用拇指按揉华盖200次，有助于缓解咳嗽、气喘。

LU 肺经

LI 大肠经

ST 胃经

SP 脾经

HT 心经

SI 小肠经

BL 膀胱经

KI 肾经

PC 心包经

TE 三焦经

GB 胆经

LR 肝经

GV 督脉穴

CV 任脉穴

EX 经外奇穴

璇玑 CV21

【主　　治】咳嗽、气喘、胸胁支满、胸痛、咽喉肿痛等。

【精准定位】在胸部，胸骨上窝下1寸，前正中线上。

【快速取穴】仰卧，从天突（CV22）沿前正中线向下1拇指同身寸处即是。

【配　　伍】喉痹咽肿：璇玑配鸠尾。

【一穴多用】按摩：用拇指按揉璇玑200次，有助于缓解咳嗽、气喘。

天突 CV22

【主　　治】哮喘、咳嗽、咯吐脓血、暴喑、咽喉肿痛、瘿气、梅核气、心与背相控而痛、瘾疹等。

【精准定位】在颈前区，胸骨上窝中央，前正中线上。

【快速取穴】仰卧，由喉结直下可摸到一凹窝，中央处即是。

【配　　伍】咳嗽、哮喘：天突配膻中。

【一穴多用】①按摩：用拇指按揉天突200次，有助于缓解咳嗽。

②艾灸：用艾条温和灸5~20分钟，有助于缓解咳嗽、哮喘、梅核气等。

廉泉 CV23

【主　　治】舌下肿痛、舌纵涎下、舌强不语、暴喑、口舌生疮等。

【精准定位】在颈前区，喉结上方，舌骨上缘凹陷中，前正中线上。

【快速取穴】从下巴沿颈前正中线向下推，喉结上方可触及舌骨体，上缘中点处即是。

【配　　伍】扁桃体炎、急慢性咽炎：廉泉配少商、合谷。

【一穴多用】按摩：用拇指按揉廉泉200次，有助于缓解咽喉肿痛。

承浆 CV24

【主　　治】口眼㖞斜、流涎等。

【精准定位】在面部，颏唇沟的正中凹陷处。

【快速取穴】正坐，颏唇沟的正中按压有凹陷处即是。

【配　　伍】头项强痛、牙痛：承浆配风府。

【一穴多用】按摩：用拇指按揉承浆200次，有助于缓解
口角流涎、面瘫。

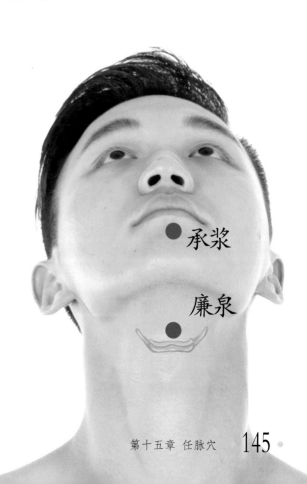

承浆

廉泉

LU 肺经

LI 大肠经

ST 胃经

SP 脾经

HT 心经

SI 小肠经

BL 膀胱经

KI 肾经

PC 心包经

TE 三焦经

GB 胆经

LR 肝经

GV 督脉穴

CV 任脉穴

EX
经外奇穴

第十六章 经外奇穴

经外奇穴大多不在十四经脉上，但它们有特殊的功效，都是在实际治疗中取得很好疗效的穴位，是前人的实践总结，是经验效方。

四神聪 EX-HN1

【主　　治】失眠、健忘、癫痫、头痛、眩晕、脑积水、大脑发育不全等。

【精准定位】在头部，百会（GV20）前、后、左、右各旁开1寸，共4穴。

【快速取穴】先找百会（GV20），其前后左右各1横指处即是，共4穴。

【配　　伍】半身不遂：四神聪配曲池、合谷、足三里。

【一穴多用】①按摩：用拇指按揉四神聪200次，有助于缓解眩晕、头痛。
　　　　　　　②刮痧：从前向后刮拭3~5分钟，有助于缓解头痛、失眠、惊悸等。

当阳 EX-HN2

【主　　治】失眠、健忘、癫痫、头痛、眩晕等。

【精准定位】在头部，瞳孔直上，前发际上1寸。

【快速取穴】直视前方，沿瞳孔垂直向上，前发际直上1横指处即是。

【配　　伍】鼻塞：当阳配上星、迎香。

【一穴多用】①按摩：用拇指按揉当阳200次，有助于缓解眩晕、头痛、失眠、健忘。
　　　　　　　②刮痧：从前向后刮拭3~5分钟，有助于缓解头痛、失眠、惊悸等。

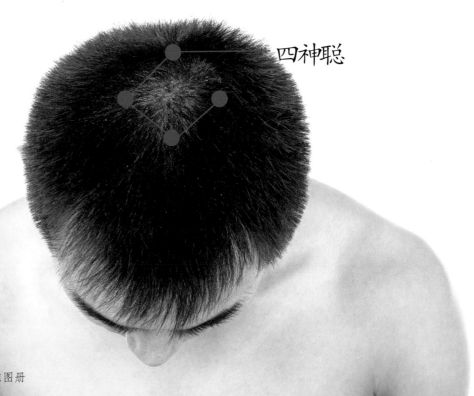

四神聪

鱼腰 EX-HN4

【主　　治】眼睑眴动、口眼歪斜、眼睑下垂、鼻出血、目赤肿痛、三叉神经痛等。

【精准定位】在头部，瞳孔直上，眉毛中。

【快速取穴】正坐，平视前方，瞳孔直上的眉中点即是。

【配　　伍】目赤肿痛、青少年假性近视：鱼腰配风池、睛明、太阳、攒竹、合谷。

【一穴多用】按摩：用拇指按揉鱼腰200次，有助于缓解多种眼疾。

太阳 EX-HN5

【主　　治】失眠、健忘、癫痫、头痛、眩晕、鼻出血、目赤肿痛、三叉神经痛等。

【精准定位】在头部，眉梢与目外眦之间，向后约1横指的凹陷中。

【快速取穴】眉梢与目外眦连线中点向后1横指，触及一凹陷处即是。

【配　　伍】偏头痛、头痛：太阳配风池、头维、合谷。

【一穴多用】按摩：用拇指按揉太阳200次，有助于缓解偏头痛。

耳尖 EX-HN6

【主　　治】急性结膜炎、睑腺炎、沙眼、头痛、咽喉炎、高热等。

【精准定位】在耳区，在外耳轮的最高点。

【快速取穴】将耳郭折向前方，耳郭上方尖端处即是。

【配　　伍】目赤肿痛、急性结膜炎：耳尖配太阳、睛明、合谷。

【一穴多用】刺血：用三棱针在耳尖点刺放血1~2毫升，有助于缓解多种热病、炎症、皮肤病。

球后 EX-HN7

【主　　治】视神经炎、青光眼、内斜视、虹膜睫状体炎等各种眼病等。

【精准定位】在面部，眶下缘外1/4与内3/4交界处。

【快速取穴】把眼眶下缘分成4等份，外1/4处即是。

【配　　伍】视神经萎缩：球后配肝俞、风池、太阳、攒竹、合谷。

【一穴多用】①按摩：用拇指或中指按揉球后200次，有助于防治多种眼部疾患。②艾灸：用艾条温和灸5~20分钟，有助于缓解口眼㖞斜。

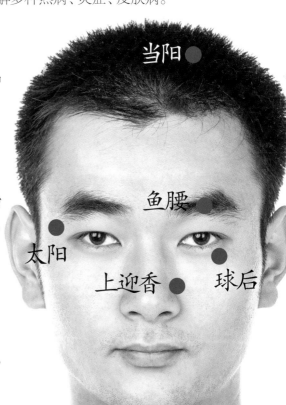

上迎香 EX-HN8

【主　　治】过敏性鼻炎、鼻窦炎、鼻出血、嗅觉减退等。

【精准定位】在面部，鼻翼软骨与鼻甲的交界处，近鼻翼沟上端处。

【快速取穴】沿鼻侧鼻翼沟向上推，上端尽头凹陷处即是。

【配　　伍】感冒鼻塞不通：上迎香配太阳、上星、合谷。

【一穴多用】按摩：用拇指按揉上迎香，能缓解多种鼻病。

LU 肺经	
LI 大肠经	
ST 胃经	
SP 脾经	
HT 心经	
SI 小肠经	
BL 膀胱经	
KI 肾经	
PC 心包经	
TE 三焦经	
GB 胆经	
LR 肝经	
GV 督脉穴	
CV 任脉穴	
EX 经外奇穴	

内迎香 EX-HN9

【主　　治】头痛、眩晕、目赤肿痛、鼻炎、咽喉炎、中暑等。

【精准定位】在鼻孔内，鼻翼软骨与鼻甲交界的黏膜处。

【快速取穴】正坐，在鼻孔内，与上迎香（EX-HN8）相对处的黏膜上。

【配　　伍】热病：内迎香配太阳。

【一穴多用】刺血：用三棱针在内迎香点刺放血1~2毫升，有助于缓解头痛、眩晕、目赤肿痛、鼻炎、咽喉炎、中暑。

聚泉 EX-HN10

【主　　治】咳嗽、哮喘等。

【精准定位】在口腔内，舌背正中缝的中点处。

【快速取穴】正坐，张口伸舌，在舌正中缝的中点处即是。

【配　　伍】舌肌麻痹：聚泉配海泉。

【一穴多用】刺血：用三棱针在聚泉点刺放血1~2毫升，有助于缓解舌强、口舌生疮。

海泉 EX-HN11

【主　　治】口舌生疮、呕吐、腹泻、咽喉炎、糖尿病等。

【精准定位】在口腔内，舌下系带中点处。

【快速取穴】正坐，张口，舌转卷向后方，舌下系带中点处即是。

【配　　伍】舌肌麻痹：海泉配聚泉。

【一穴多用】刺血：用三棱针在海泉点刺放血1~2毫升，有助于缓解舌强。

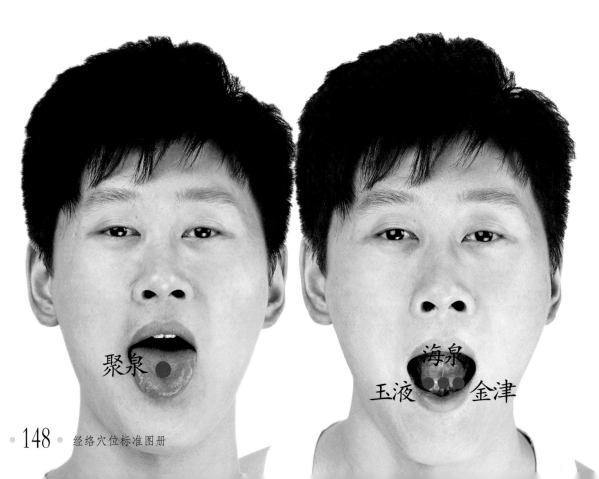

聚泉

海泉　玉液　金津

金津 EX-HN12

【主　　治】口腔炎、咽喉炎、扁桃体炎、呕吐、腹泻等。

【精准定位】在口腔内，舌下系带左侧的静脉上。

【快速取穴】伸出舌头，舌底面系带左侧的静脉上即是。

【配　　伍】咽喉肿痛：金津配少商、合谷。

【一穴多用】刺血：用三棱针在金津点刺放血 1~2 毫升，有助于缓解舌强、扁桃体炎、咽喉肿痛。

玉液 EX-HN13

【主　　治】口腔炎、咽喉炎、扁桃体炎、呕吐、腹泻等。

【精准定位】在口腔内，舌下系带右侧的静脉上。

【快速取穴】伸出舌头，舌底面系带右侧的静脉上即是。

【配　　伍】咽喉肿痛：玉液配少商、合谷。

【一穴多用】刺血：用三棱针在玉液点刺放血 1~2 毫升，有助于缓解舌强、扁桃体炎、咽喉肿痛。

翳明 EX-HN14

【主　　治】远视、近视、夜盲症、白内障、青光眼、视神经萎缩、耳鸣、头痛、眩晕、失眠等。

【精准定位】在颈部，翳风（TE17）后1寸。

【快速取穴】将耳垂向后按，正对耳垂边缘凹陷处，向后1横指处即是。

【配　　伍】早期白内障、视神经萎缩：翳明配肝俞、太阳、睛明、球后。

【一穴多用】①按摩：用拇指按揉翳明200次，有助于缓解多种眼部疾病。
②艾灸：用艾条温和灸 5~20 分钟，有助于缓解眩晕、目疾、失眠。

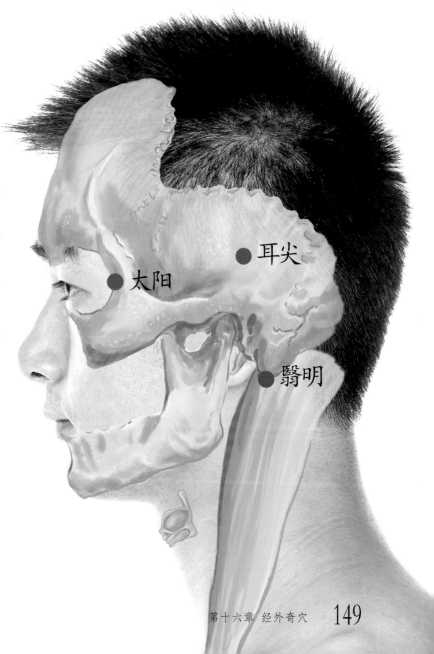

太阳　耳尖　翳明

LU 肺经

LI 大肠经

ST 胃经

SP 脾经

HT 心经

SI 小肠经

BL 膀胱经

KI 肾经

PC 心包经

TE 三焦经

GB 胆经

LR 肝经

GV 督脉穴

CV 任脉穴

EX
经外奇穴

颈百劳 EX–HN15

【主　　治】支气管炎、支气管哮喘、肺结核、颈椎病等。

【精准定位】在颈部，第 7 颈椎棘突直上 2 寸，后正中线旁开 1 寸。

【快速取穴】颈背交界椎骨高突处椎体，直上 3 横指，再旁开 1 拇指同身寸处即是。

【配　　伍】颈淋巴结核：颈百劳配肘尖。

【一穴多用】①按摩：用拇指按揉颈百劳 200 次，有助于缓解颈项痛、咳嗽、气喘。
　　　　　　②艾灸：用艾条温和灸 5~20 分钟，有助于缓解颈项冷痛、咳嗽、气喘等。

定喘 EX–B1

【主　　治】支气管炎、支气管哮喘、百日咳、麻疹、肩背软组织疾患、落枕等。

【精准定位】在脊柱区，横平第 7 颈椎棘突下，后正中线旁开 0.5 寸。

【快速取穴】颈背交界椎骨高突处椎体下缘，旁开半横指处即是。

【配　　伍】咳嗽、哮喘：定喘配肺俞、风门、膻中、尺泽、合谷。

【一穴多用】①按摩：用拇指按揉定喘 200 次，有助于缓解咳嗽、气喘。
　　　　　　②艾灸：用艾条温和灸 5~20 分钟，有助于缓解哮喘。

夹脊 EX–B2

【主　　治】上胸部穴位治疗心、肺、上肢疾患；下胸部穴位治疗胃肠疾患；腰部穴位治疗腰、
　　　　　　腹、下肢疾病等。

【精准定位】在脊柱区，第 1 胸椎至第 5 腰椎棘突下两侧，后正中线旁开 0.5 寸，一侧 17 穴。

【快速取穴】颈背交界椎骨高突处椎体，向下推共有 17 个椎体，旁开半横指处即是。

【配　　伍】下肢麻痹：夹脊配环跳。

【一穴多用】①按摩：用拇指按揉夹脊 200 次，有助于防治相应部位疾病。②艾灸：用艾条温
　　　　　　和灸 5~20 分钟，有助于防治脊柱病。③拔罐：用火罐留罐 5~10 分钟，或连续走
　　　　　　罐 5 分钟，有助于防治相应部位疾病。④刮痧：从中间向外侧刮拭 3~5 分钟，有
　　　　　　助于治疗相应部位疾病。

胃脘下俞 EX–B3

【主　　治】胃炎、胰腺炎、支气管炎、肋间胸膜炎、肋间神经痛。（不少针灸著作将此穴称为"胰
　　　　　　俞"，对于降低高血糖有一定作用，常用于糖尿病的治疗）

【精准定位】在脊柱区，横平第 8 胸椎棘突下，后正中线旁开 1.5 寸。

【快速取穴】两侧肩胛下角连线与后正中线相交处向下推 1 个椎体，下缘旁开 2 横指处即是。

【配　　伍】胃脘部疼痛：胃脘下俞配膈俞、中脘、足三里。

【一穴多用】①艾灸：用艾条温和灸 5~20 分钟，有助于缓解支气管炎、肋间胸膜炎、肋间神经
　　　　　　痛等。②拔罐：用火罐留罐 5~10 分钟，或连续走罐 5 分钟，有助于缓解胃痛、腹
　　　　　　胀、糖尿病等。

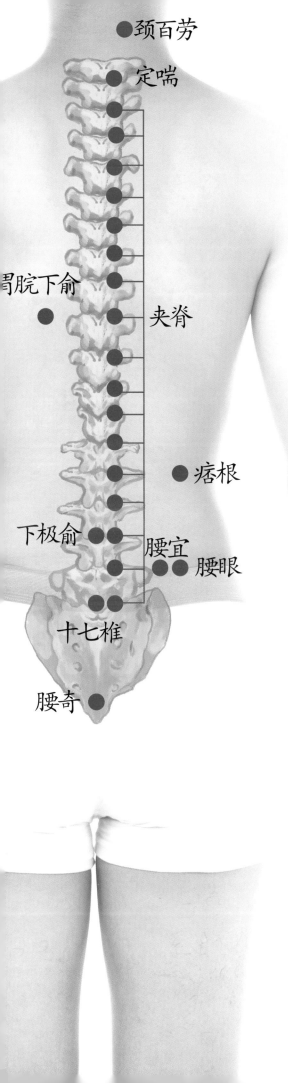

颈百劳
定喘
胃脘下俞
夹脊
痞根
下极俞
腰宜
腰眼
十七椎
腰奇

痞根 EX–B4

【主　　治】胃痉挛、胃炎、胃扩张、肝炎、肝脾大、胃下垂、腰肌劳损等。

【精准定位】在腰区，横平第1腰椎棘突下，后正中线旁开3.5寸。

【快速取穴】肚脐水平线与后正中线交点向上推1个椎体，下缘旁开3.5寸处即是。

【配　　伍】肝脾大：痞根配膈俞、脾俞。

【一穴多用】①按摩：用拇指按揉痞根200次，有助于缓解胃病、肝病。②艾灸：用艾条温和灸5~20分钟，有助于缓解胃痛、胃下垂等。

下极俞 EX–B5

【主　　治】肾炎、遗尿、肠炎、腰肌劳损等。

【精准定位】在腰区，第3腰椎棘突下。

【快速取穴】两侧髂嵴高点水平线与脊柱交点向上推1个椎体，下缘凹陷处即是。

【配　　伍】腰背痛、阳痿：下极俞配肾俞、志室、三阴交。

【一穴多用】①按摩：用拇指按揉下极俞200次，有助于缓解遗尿、阳痿等。②艾灸：用艾条温和灸5~20分钟，有助于缓解腰膝酸冷、阳痿等。

腰宜 EX–B6

【主　　治】睾丸炎、遗尿、肾炎、腰肌劳损、腰椎间盘突出症等。

【精准定位】在腰区，横平第4腰椎棘突下，后正中线旁开3寸。

【快速取穴】两侧髂嵴高点水平线与脊柱交点旁开4横指凹陷处即是。

【配　　伍】腰腿痛：腰宜配肾俞、环跳。

【一穴多用】按摩：用拇指按揉腰宜200次，有助于缓解腰痛、遗尿。

LU 肺经

LI 大肠经

ST 胃经

SP 脾经

HT 心经

SI 小肠经

BL 膀胱经

KI 肾经

PC 心包经

TE 三焦经

GB 胆经

LR 肝经

GV 督脉穴

CV 任脉穴

EX
经外奇穴

腰眼 EX–B7

【主　　治】睾丸炎、遗尿、肾炎、腰肌劳损等。

【精准定位】在腰区，横平第 4 腰椎棘突下，后正中线旁开约
　　　　　　3.5 寸凹陷中。

【快速取穴】两侧髂嵴高点水平线与脊柱交点旁开 3.5 寸处
　　　　　　即是。

【配　　伍】腰痛：腰眼配肾俞、关元俞。

【一穴多用】按摩：用拇指按揉腰眼 200 次，有助于缓解月经
　　　　　　不调、腰痛、泄泻等。

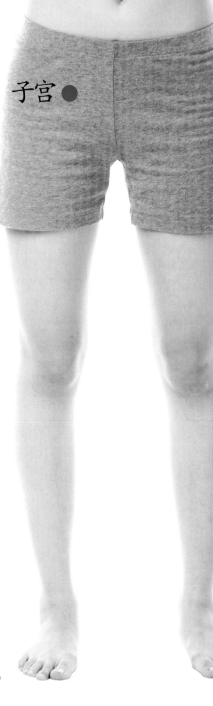

子宫

十七椎 EX–B8

【主　　治】月经不调、痛经、痔疮、坐骨神经痛、小儿麻痹
　　　　　　后遗症、腰骶部疼痛等。

【精准定位】在腰区，第 5 腰椎棘突下凹陷中。

【快速取穴】两侧髂嵴高点水平线与脊柱交点向下推 1 个椎
　　　　　　体，棘突下即是。

【配　　伍】中心型类风湿：十七椎配风市。

【一穴多用】①按摩：用拇指按揉十七椎 200 次，有助于缓
　　　　　　解月经不调、腰痛等。②艾灸：用艾条温和灸
　　　　　　5~20 分钟，有助于缓解月经不调、痛经、小便
　　　　　　不利、腰背冷痛、痔疮、便血等。

腰奇 EX–B9

【主　　治】癫痫、失眠、头痛、便秘等。

【精准定位】在骶区，尾骨端直上 2 寸，骶角之间凹陷中。

【快速取穴】顺着脊柱向下触摸，尾骨端直上 3 横指凹陷处即是。

【配　　伍】癫痫：腰奇配大椎、间使。

【一穴多用】①按摩：用拇指或中指按揉腰奇 200 次，有助于缓解阳痿、泄泻等。
　　　　　　②艾灸：用艾条温和灸 5~20 分钟，每天 1 次，有助于缓解脱肛、泄泻。

子宫 EX–CA1

【主　　治】月经不调、痛经、子宫脱垂、功能性子宫出血、不孕症、子宫内膜炎、盆腔炎、肾
　　　　　　盂肾炎、膀胱炎等。

【精准定位】在下腹部，脐中下 4 寸，前正中线旁开 3 寸。

【快速取穴】先取中极（CV3），旁开 4 横指处即是。

【配　　伍】盆腔炎：子宫配肾俞、关元、血海、三阴交。

【一穴多用】①按摩：用拇指按揉子宫 200 次，有助于防治多种妇科疾病。
　　　　　　②艾灸：用艾条温和灸或隔姜灸 5~20 分钟，有助于防治子宫脱垂、痛经。

肘尖 EX-UE1

【主　　治】颈淋巴结结核、痈疔疮疡等。

【精准定位】在肘后区,尺骨鹰嘴的尖端。

【快速取穴】屈肘,摸到肘关节的最尖端处即是。

【配　　伍】颈淋巴结结核:肘尖配曲池。

【一穴多用】艾灸:用艾条温和灸 5~20 分钟,有助于缓解瘿瘤、瘰疬、肠痈等。

二白 EX-UE2

【主　　治】脱肛、痔疮等。

【精准定位】在前臂前区,腕掌侧远端横纹上 4 寸,桡侧腕屈肌腱的两侧,一肢 2 穴。

【快速取穴】握拳,拇指侧一筋凸起,腕横纹直上 5 横指处与筋交点两侧即是。

【配　　伍】痔疮、脱肛:二白配长强、中髎、承山。

【一穴多用】①按摩:用拇指按揉二白 200 次,有助于缓解痔疮、脱肛。

②艾灸:用艾条温和灸 5~20 分钟,有助于缓解痔疮、脱肛等。

桡侧腕屈肌腱

二白

中泉 EX-UE3

【主　　治】支气管炎、支气管哮喘、胃炎、肠炎等。

【精准定位】在前臂后区,在腕背侧远端横纹上,指总伸肌腱桡侧的凹陷中。

【快速取穴】手用力撑开,总伸肌腱与腕背横纹交点靠拇指侧的凹陷处即是。

【配　　伍】目翳:中泉配鱼腰、耳尖。

【一穴多用】①按摩:用拇指按揉中泉 200 次,有助于缓解咳嗽、气喘、胃痛。

②艾灸:用艾条温和灸 5~20 分钟,有助于缓解咳嗽、气喘、胃痛等。

③刮痧:从上向下刮拭 3~5 分钟,有助于缓解胃痛、目翳、咽喉肿痛等。

● 肘尖

LU 肺经

LI 大肠经

ST 胃经

SP 脾经

HT 心经

SI 小肠经

BL 膀胱经

KI 肾经

PC 心包经

TE 三焦经

GB 胆经

LR 肝经

GV 督脉穴

CV 任脉穴

EX
经外奇穴

中魁 EX-UE4

【主　治】急性胃炎、贲门梗阻、鼻出血等。
【精准定位】在手指，中指背面，近侧指间关节的中点处。
【快速取穴】中指背侧靠近心脏端的指间关节中点处即是。
【配　伍】呃逆：中魁配气户。
【一穴多用】艾灸：用艾条温和灸 5~20 分钟，有助于缓解噎膈、反胃、呃逆、鼻出血等。

大骨空 EX-UE5

【主　治】结膜炎、角膜炎、白内障、鼻出血、急性胃肠炎等。
【精准定位】在手指，拇指背面，指间关节的中点处。
【快速取穴】抬臂俯掌，拇指指关节背侧横纹中点处即是。
【配　伍】目痛、目翳：大骨空配风池、肝俞、瞳子髎。
【一穴多用】艾灸：用艾条温和灸 5~20 分钟，有助于缓解鼻出血、急性胃肠炎等。

小骨空 EX-UE6

【主　治】眼病、咽喉炎、掌指关节痛等。
【精准定位】在手指，小指背面，近侧指间关节的中点处。
【快速取穴】小指背侧近端指间关节横纹中点处即是。
【配　伍】眼肿痛：小骨空配风池、太阳、睛明、肝俞。
【一穴多用】艾灸：用艾条温和灸 5~20 分钟，有助于缓解目赤肿痛、耳鸣、耳聋等。

腰痛点 EX-UE7

【主　治】急性腰扭伤。
【精准定位】在手背，第 2、3 掌骨及第 4、5 掌骨间，腕背侧远端横纹与掌指关节的中点处，一手 2 穴。
【快速取穴】手背第 2、3 掌骨间，第 4、5 掌骨间，掌背中点的凹陷处即是。
【配　伍】腰扭伤：腰痛点配肾俞、委中。
【一穴多用】按摩：用拇指掐按腰痛点 200 次，有助于缓解急性腰扭伤。

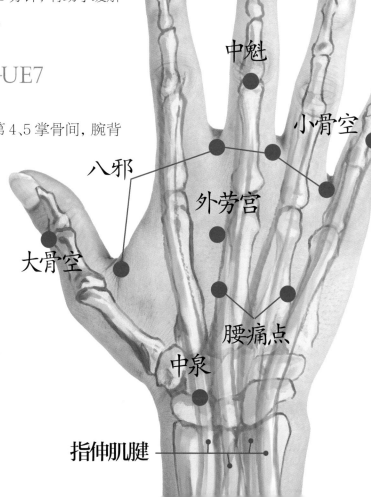

中魁　小骨空　八邪　外劳宫　大骨空　腰痛点　中泉　指伸肌腱

外劳宫 EX-UE8

【主　　治】颈椎病、落枕、偏头痛、咽喉炎等。

【精准定位】在手背，第2、3掌骨间，掌指关节后0.5寸（指寸）凹陷中。

【快速取穴】手背第2、3掌骨间从掌指关节向后半横指处即是。

【配　　伍】风寒感冒：外劳宫配风门。

【一穴多用】①按摩：用拇指掐按外劳宫200次，有助于缓解颈椎病、落枕。
　　　　　　②刮痧：从手腕向指尖刮拭3~5分钟，有助于缓解偏头痛、
　　　　　　咽喉肿痛、风寒感冒等。

八邪 EX-UE9

【主　　治】手指关节疾病、手指麻木、头痛、咽痛等。

【精准定位】在手背，第1~5指间，指蹼缘后方赤白肉际处，左右共8穴。

【快速取穴】手背，第1~5指间，两手指根部之间，皮肤颜色深浅交界处
　　　　　　即是。

【配　　伍】手指关节肿痛：八邪配曲池、外关。

【一穴多用】刺血：用三棱针在八邪点刺放血1~2毫升，有助于缓解手指
　　　　　　关节疼痛、头痛、咽喉肿痛等。

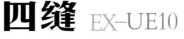

四缝

四缝 EX-UE10

【主　　治】百日咳、哮喘、小儿消化不良、蛔虫病等。

【精准定位】在手指，第2至第5指掌面的近侧指间关节横纹的中
　　　　　　央，一手4穴。

【快速取穴】手掌侧，第2~5指近端指间关节中点即是。

【配　　伍】小儿消化不良：四缝配脾俞、胃俞、内关、足三里。

【一穴多用】刺血：用三棱针在四缝点刺挤出淡黄色液体1~2
　　　　　　毫升，有助于治疗小儿疳积。

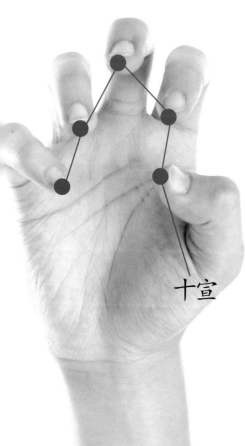

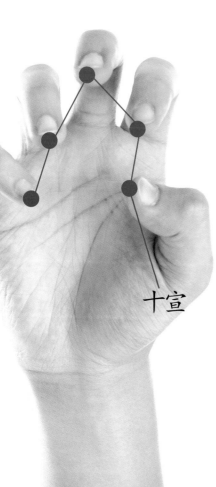

十宣

十宣 EX-UE11

【主　　治】昏迷、休克、急性咽喉炎、急性胃肠炎、扁桃体炎、高
　　　　　　血压。

【精准定位】在手指，十指尖端，距指甲游离缘0.1寸（指寸），左右
　　　　　　共10穴。

【快速取穴】十指微屈，手十指尖端，指甲游离缘尖端处即是。

【配　　伍】晕厥：十宣配水沟、足三里。

【一穴多用】刺血：用三棱针在十宣点刺放血1~2毫升，有助于治
　　　　　　疗昏迷、休克、癫狂、咽喉肿痛、指端麻木等。

LU 肺经
LI 大肠经
ST 胃经
SP 脾经
HT 心经
SI 小肠经
BL 膀胱经
KI 肾经
PC 心包经
TE 三焦经
GB 胆经
LR 肝经
GV 督脉穴
CV 任脉穴
EX
经外奇穴

髋骨 EX-LE1

【主　治】膝关节炎等。

【精准定位】在股前区，梁丘（ST34）两旁各1.5寸，一肢2穴。

【快速取穴】先在髌骨外上缘上3横指取梁丘（ST34），在梁丘（ST34）两侧各2横指处即是。

【配　伍】膝关节炎：髋骨配犊鼻。

【一穴多用】按摩：用拇指或中指掐髋骨200次，有助于缓解膝关节炎。

鹤顶 EX-LE2

【主　治】膝关节炎等。

【精准定位】在膝前区，髌底中点的上方凹陷中。

【快速取穴】膝部正中骨头上缘正中凹陷处即是。

【配　伍】膝部肿痛、膝关节炎：鹤顶配梁丘、血海、足三里、阳陵泉。

【一穴多用】①按摩：用拇指或中指掐鹤顶200次，有助于缓解膝关节炎。

②艾灸：用艾条温和灸5~20分钟，有助于缓解下肢寒痹、膝关节冷痛。

百虫窝 EX-LE3

【主　治】荨麻疹、风疹、皮肤瘙痒症、湿疹、蛔虫病等。

【精准定位】在股前区，髌底内侧端上3寸。

【快速取穴】屈膝，血海（SP10）上1横指即是。

【配　伍】荨麻疹：百虫窝配曲池、合谷。

【一穴多用】艾灸：用艾条温和灸5~20分钟，有助于缓解下肢寒痹、膝关节冷痛。

内膝眼 EX-LE4

【主　治】各种原因所致的膝关节炎、髌骨软化症等。

【精准定位】在膝部，髌韧带内侧凹陷处的中央。

【快速取穴】坐位，微伸膝关节，膝盖下内侧凹窝处即是。

【配　伍】膝部肿痛、膝关节炎：内膝眼配梁丘、血海、阴陵泉、足三里。

【一穴多用】①按摩：用拇指掐揉内膝眼200次，有助于缓解膝关节痛。

②艾灸：用艾条温和灸5~20分钟，有助于缓解膝冷。

阑尾 EX-LE7

【主　治】急、慢性阑尾炎，胃炎，消化不良，下肢瘫痪等。

【精准定位】在小腿外侧，髌韧带外侧凹陷下5寸，胫骨前嵴外1横指（中指）。

【快速取穴】足三里（ST36）向下2寸处即是。

【配　伍】急性阑尾炎：阑尾配天枢、府舍、阿是。

【一穴多用】按摩：用拇指按揉阑尾，有助于缓解下肢痹痛、阑尾炎等。

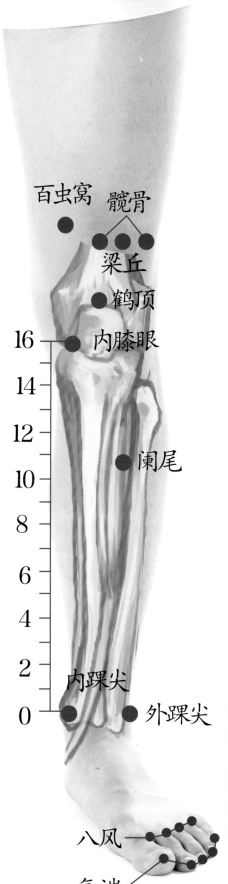

百虫窝
髌骨
梁丘
鹤顶
内膝眼
16
14
12
阑尾
10
8
6
4
2
内踝尖
0
外踝尖
八风
气端

内踝尖 EX–LE8

【主　　治】下牙痛、腓肠肌痉挛等。
【精准定位】在踝区，内踝的最凸起处。
【快速取穴】正坐，垂足，足内踝高点处即是。
【配　　伍】牙痛：内踝尖配颊车、合谷。
【一穴多用】艾灸：用艾条温和灸 5~20 分钟，有助于缓解下牙痛。

外踝尖 EX–LE9

【主　　治】牙痛、腓肠肌痉挛。
【精准定位】在踝区，外踝的最凸起处。
【快速取穴】正坐，垂足，足外踝高点处即是。
【配　　伍】扁桃体炎：外踝尖配内踝尖。
【一穴多用】①艾灸：用艾条温和灸 5~20 分钟，有助于缓解牙痛。
　　　　　　②刮痧：从上向下刮拭 3~5 分钟，有助于缓解牙痛等。

八风 EX–LE10

【主　　治】头痛、牙痛、胃痛，月经不调等。
【精准定位】在足背，第 1~5 趾间，趾蹼缘后方赤白肉际处，左右共 8 穴。
【快速取穴】正坐或仰卧，足五趾各趾间缝纹头尽处即是，一侧 4 穴。
【配　　伍】足背红肿：八风配足三里、阳陵泉。
【一穴多用】①艾灸：用艾条温和灸 5~20 分钟，有助于缓解牙痛、胃痛、月经不调等。②刺血：用三棱针在八风点刺放血 1~2 毫升，有助于缓解脚趾关节疼痛、牙痛等。

气端 EX–LE12

【主　　治】足趾麻木、睑腺炎等。
【精准定位】在足趾，十趾端的中央，距趾甲游离缘 0.1 寸（指寸），左右共 10 穴。
【快速取穴】正坐，足十趾尖端趾甲游离尖端处即是。
【配　　伍】脑卒中：气端配少商、关冲。
【一穴多用】刺血：用三棱针在气端点刺放血 1~2 毫升，有助于缓解脚趾麻木、麦粒肿、昏迷等。

LU 肺经

LI 大肠经

ST 胃经

SP 脾经

HT 心经

SI 小肠经

BL 膀胱经

KI 肾经

PC 心包经

TE 三焦经

GB 胆经

LR 肝经

GV 督脉穴

CV 任脉穴

EX
经外奇穴

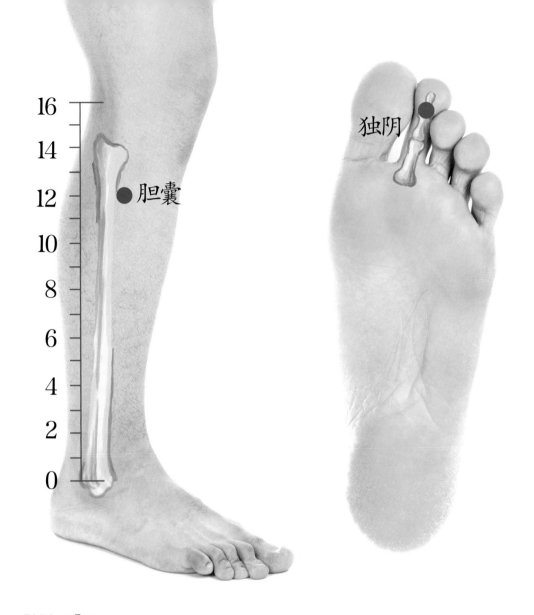

胆囊 EX-LE6

【主　　治】急、慢性胆囊炎、胆石症、胆绞痛、下肢瘫痪等。

【精准定位】在小腿外侧，腓骨小头直下 2 寸。

【快速取穴】小腿外侧上部，阳陵泉（GB34）直下 3 横指处即是。

【配　　伍】胆囊炎：胆囊配胆俞、日月。

【一穴多用】①按摩：用拇指按揉胆囊，有助于缓解下肢痹痛、胆囊炎等。

②艾灸：用艾条温和灸 5~20 分钟，有助于缓解膝痛、下肢痹痛、胆绞痛。

独阴 EX-LE11

【主　　治】心绞痛、月经不调等。

【精准定位】在足底，第 2 趾的跖侧远端趾间关节的中点。

【快速取穴】仰足，第 2 足趾掌面远端趾间关节横纹中点处即是。

【配　　伍】心绞痛：独阴配极泉。

【一穴多用】①艾灸：用艾条温和灸 5~20 分钟，有助于缓解心绞痛、月经不调等。

②刺血：用三棱针在独阴点刺放血 1~2 毫升，有助于缓解脚趾关节疼痛、牙痛等。

附录

手部反射区

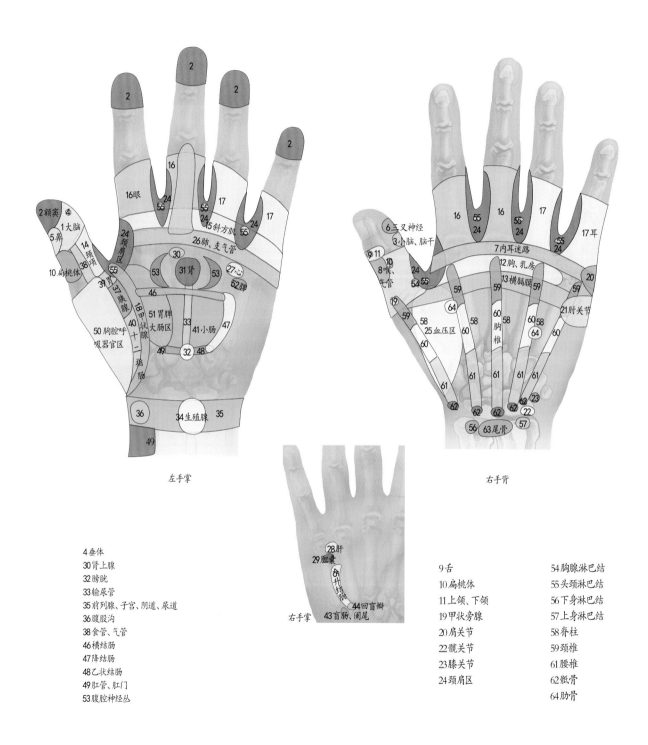

左手掌

右手背

右手掌

4 垂体
30 肾上腺
32 膀胱
33 输尿管
35 前列腺、子宫、阴道、尿道
36 腹股沟
38 食管、气管
46 横结肠
47 降结肠
48 乙状结肠
49 肛管、肛门
53 腹腔神经丛

9 舌
10 扁桃体
11 上颌、下颌
19 甲状旁腺
20 肩关节
22 髋关节
23 膝关节
24 颈肩区

54 胸腺淋巴结
55 头颈淋巴结
56 下身淋巴结
57 上身淋巴结
58 脊柱
59 颈椎
61 腰椎
62 骶骨
64 肋骨

耳部反射区

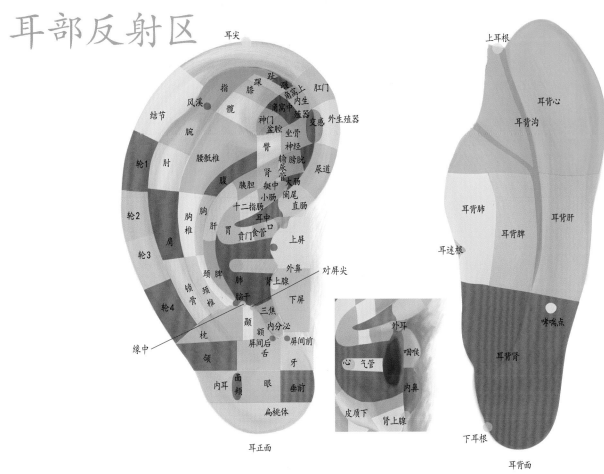

耳正面

耳尖
趾 踝 膝 髋 臀 腘窝上 肛门 内生殖器 外生殖器
指 风溪 交感
结节 腕 神门 盆腔 坐骨神经
肘 轮1 腰骶椎 臀 肾 膀胱 输尿管 尿道
轮2 腹 胰胆 肾 艇中 大肠 阑尾
胸椎 胸 肝 十二指肠 耳中 小肠 直肠
轮3 肩 胃 贲门食管 口 上屏
颈椎 脾 肺 肾上腺 外鼻 对屏尖
轮4 锁骨 颈 脑干 下屏
缘中 枕 颞 额 内分泌 三焦
颌 屏间后 屏间前
内耳 面颊 舌 眼 牙 垂前
扁桃体

外耳
咽喉
心 气管 内鼻
皮质下 肾上腺

耳背面

上耳根
耳背心
耳背沟
耳背肺 耳背肝
耳迷根 耳背脾
耳背肾
哮喘点
下耳根

足部反射区

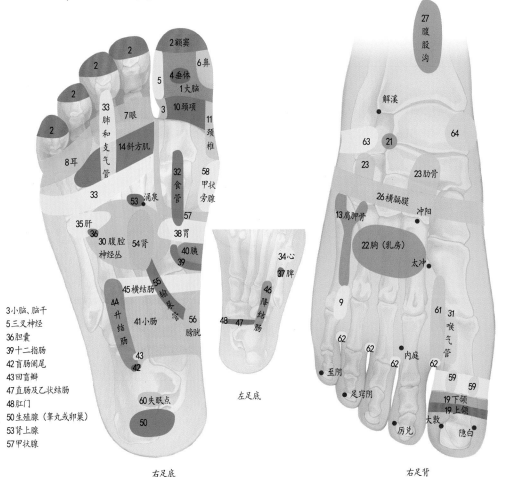

右足底

2 颞窦
2 6 鼻
2 5 4 垂体
2 33 7眼 1 大脑
肺和支气管 3 10 颈项
8耳 14斜方肌 11 颈椎
32 食管 58 甲状旁腺
33 53 涌泉 57
35肝 38 胃
36 30 腹腔神经丛 54 肾 40 胰
39
45横结肠 55 输尿管
44升结肠 41 小肠 56 膀胱
43
42
60失眠点
50

3 小脑、脑干
5 三叉神经
36 胆囊
39 十二指肠
42 盲肠阑尾
43 回盲瓣
47 直肠及乙状结肠
48 肛门
50 生殖腺（睾丸或卵巢）
53 肾上腺
57 甲状腺

左足底

34 心
37 脾
46 降结肠
48 47

右足背

27 腹股沟
解溪
63 21 64
23
23 肋骨
26 横膈膜
13 肩胛骨 冲阳
22 胸（乳房）
太冲
9
61 31 喉气管
62
62 内庭
至阴 62 59 59
足窍阴 19 下颌
19 下颌
厉兑 大敦
隐白

9 内耳迷路
21 腕关节
59 扁桃体
61 胸部淋巴结
62 颈部淋巴结
63 上身淋巴结
64 下身淋巴结